野菜・果物まるごと！健康スムージー101

1杯就有感
行動蔬果飲
101道

Little Juice Bar 蔬菜品評師
萬年曉子 著　葉廷昭、謝承翰 譯

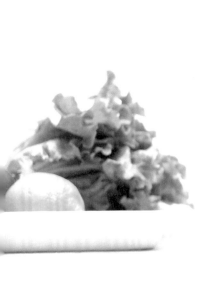

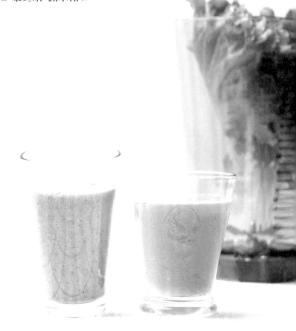

Introduction

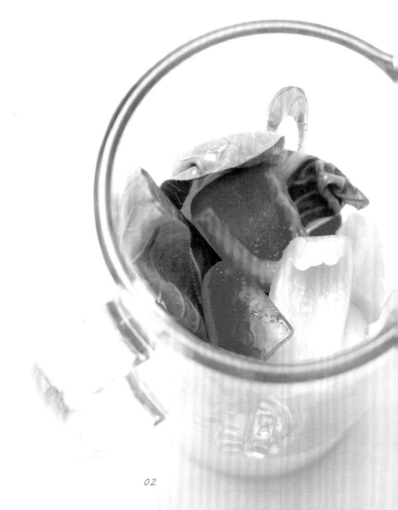

風靡歐美！最健康的行動蔬果飲

　　我任職於「Little Juice Bar」，這是一家新型態的蔬果飲專賣店，店中所販賣的飲品，皆為現點現做，包括蔬果昔、蔬果汁、熱飲等各類品項，期望提供顧客新鮮與美味。誠如店內的宗旨，「健康、歡樂、方便」，因為希望讓消費者在家中，也能體驗動手做的樂趣，因而有本書的誕生。

　　根據研究指出，每天攝取蔬菜 350g、水果 200g，能幫助排出體內的老廢物質，使身體更健康。然而實際上，想要每天攝取足量的蔬果，並沒有想像中容易。若長期蔬果攝取量不足，將造成缺乏維生素與礦物質的「隱性飢餓」，影響健康。

　　因此，我將店內的食譜稍加改變，簡化食材的種類與搭配，增加許多富含纖維的蔬菜、水果等，讓大家喝完一杯蔬果飲的同時，就能滿足每日蔬果的攝取量。書中的製作方法，是盡可能將水分的使用量降到最少，就算無法準確拿捏食材的比例，也不會失敗，依然能喝到口感最佳的蔬果飲。此外，也可以依照蔬果的屬性，自由搭配，製作獨一無二的蔬果飲。

　　當身體產生一些小毛病，如皮膚紅癢、便祕或消化不良時，雖然不嚴重，卻會對生活造成不少困擾。針對上述的惱人狀況，我建議大家，**只要養成每日飲用一杯富含維生素 C 的蔬果飲，一段時間後，身體就會出現令人意想不到的良好改善。**

　　只要每天喝一杯蔬果飲，你一定能感受到來自「蔬果」的神奇力量！

Little Juice Bar 蔬菜品評師　萬年曉子

Contents

Contents

本書的使用方法

❶蔬果飲的製作方法十分簡單，有些甚至不需使用刀具，只要將食材全部丟入調理機即可。

❷PART1 介紹可改善各種身體不適的對症蔬果飲；Part2 則介紹由當季盛產食材所製成的蔬果飲。

❸說明蔬果所含的營養素與成分，及如何幫助消除身體的不適症狀。

❹依據身體的不適症狀分門別類，標示頁數，以幫助各位快速找到適合自己的對症蔬果飲。

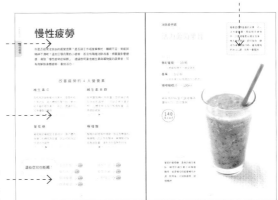

❺依據身體的不適症狀，介紹可飲用的蔬果飲，並說明內含的營養素及功效。

❻說明各類蔬果的搭配組合、營養成分與功效。

❼以圖解說明如何處理蔬果，以及使用量的拿捏。

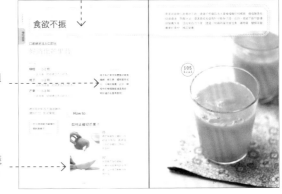

製作行動蔬果飲的其他注意事項

- 1 大匙 =15ml、1 小匙 =5ml、1 杯 =200ml
- 以 g 標記材料的分量，是指去除外皮與種子後的淨重。
- 各類蔬果的標準重量請參考 P13。
- 食譜皆為 1 人份，完成後的分量約為 200ml（根據食材種類、組合搭配的不同，完成量可能略有差異）。
- 照片中的其他擺盤裝飾，不列入最後完成的分量中；卡路里的計算標示，亦僅限於蔬果飲本身，不包括裝飾擺盤的食材。
- 食譜中的優格，皆指原味的無糖優格。

行動蔬果飲的 5 大優點

蔬果飲是「將蔬菜、水果完整地放入調理機中攪拌，必要時再加入少許水分，保留天然風味的健康飲品」。不含任何人工添加物，是兼具健康和美味的純天然飲品。優點包括：

❶ 幫助人體吸收必要的營養素

蔬果除了維生素與礦物質外，也含有茄紅素、花青素、酵素等成分，與人體的消化、吸收、新陳代謝等系統息息相關，只要養成每天飲用蔬果飲的習慣，就可完整攝取上述成分，維持美麗與健康。

❷ 完整攝取蔬果的營養

蔬果的外皮也含有豐富的營養素與膳食纖維。一般料理時多會將外皮去除，但蔬果飲是將食材完整地放入調理機中攪拌均勻，甚至連外皮也會被攪拌至細碎狀，方便好入口，藉以完整攝取蔬果的全營養。

❸ 消除蔬菜的苦澀味

不知各位是否討厭綠色蔬菜的苦澀菜味呢？即使將蔬菜放入鍋中快炒調味，有時仍難以克服心理障礙食用。但若將香蕉與蘋果等帶有甜味的食材，與綠色蔬菜一起放入調理機中打成蔬果飲，便可輕鬆去除澀味，克服食用綠色蔬菜的恐懼。

❹ 確保每天的蔬果攝取量

直接攝取蔬果，並計算每天的攝取量是否足夠，是一件相當困難且難以執行的事。但是，只要將蔬果放入調理機中，打成蔬思飲飲用，便能確實攝取足夠的分量，省時又方便。每天都能準確地攝取足夠的膳食纖維，就是蔬果飲的最大魅力。

❺ 新鮮且不含人工添加物

蔬果飲的材料僅有蔬菜、水果、牛奶等，必要時加入蜂蜜、寡糖等天然甜味劑，口感滑順，不含任何人工添加物、防腐劑，活用食材的原始風味製成，是兼具健康與美味的天然飲品，請各位安心飲用。

飲用蔬果飲的 4 大訣竅

養成每天
飲用的習慣

雖說人體每日所需的維生素、礦物質等分量並不多，但攝取不足會產生許多不適症狀。因此，只要養成每天飲用蔬果飲的習慣，除了可攝取足量的維生素與礦物質外，身體的小病痛也會逐漸消失，有效管理身體、改善體質。

請在餐前或
空腹時飲用

為了幫助身體有效吸收蔬果的營養素，建議餐前飲用。此外，為了抑制餐後血糖的急速上升，建議各位可先飲用蔬果飲，再開始用餐。餐前飲用蔬果飲，可使肚子有一定的飽足感，有效減少用餐量，達到減肥瘦身的功效。

製作完畢後
立刻飲用

由於蔬果飲所含的維生素、礦物質、酵素等成分，在接觸光線和高溫後，容易變質氧化。因此，建議製作完畢後立即飲用，才能享用蔬果最完整的營養與天然風味。

01   *02*   *03*

依據不同需求，選擇適合的調理機

市面上販售的調理機種類繁多，建議各位依自身需求選購。若每次製作分量較少，可選擇底部較窄的類型，以縮短製作時間（如左圖）；若追求口感綿密，則需注意瓦數，建議選擇900瓦以上，功率較強的類型，便可製作口感滑順的蔬果飲（如右圖）。

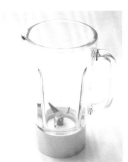

容器底部直徑較窄的調理機，刀片可遍及容器各處，因此能將食材確實地攪拌均勻。

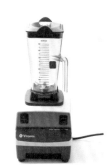

功率較大的調理機（高於 900 瓦），可攪拌質地較硬的蔬果或冷凍食材，方便料理。

04

美味祕訣大公開！
行動蔬果飲的 5 大特色

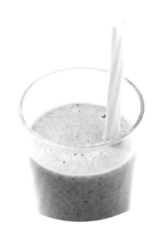

美味方便，適合天天飲用

雖說「良藥苦口」，但若必須捏著鼻子勉強喝下不喜歡的蔬果飲，相信不會有人願意。因此，「美味」與「方便」是製作蔬果飲的關鍵，衷心希望「喝蔬果飲」成為大家每日生活中的小確幸。

活用蔬果的特性製作

蔬果和人一樣，各有不同的個性，因此，請活用蔬果的特性製作。如草莓、西瓜、桃子等味道較細緻的水果，建議與味道較柔和的食材搭配；亦可加入蜂蜜、檸檬汁等副材料，可讓蔬果飲的口感更滑順。

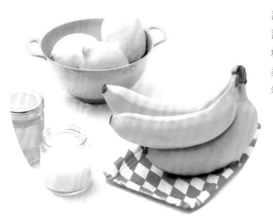

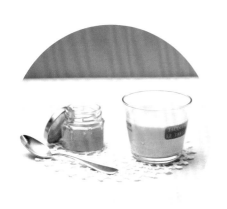

適當調味，使蔬果飲更順口

蔬果飲是用純天然的食材製作而成，但有時為了使口感更滑順，可依個人喜好加入適量寡糖、蜂蜜或檸檬汁等天然調味劑，突顯食材的風味，增添口感的層次變化。

產季較短的食材，可先在當季大量購買，再冷凍保存，以方便隨時使用。如蘋果、香蕉、酪梨、木瓜、覆盆子、藍莓、柿子等，都非常適合製作成常備冷凍食材。除此之外，若能事先處理食材，亦可縮短製作時間，省時又方便。請參考P12，有更詳細的說明。

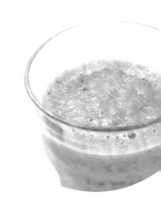

收錄多種受歡迎的人氣蔬果

書中介紹近來備受矚目的「人氣蔬果」，如具有消除橘皮功效的明日葉、適合減肥者的美白聖品火龍果等。這些具有高營養價值的蔬果，不僅可口，亦能養顏美容、強健體魄。建議大家不妨在家中嘗試製作，享受蔬果的美味與神奇功效。

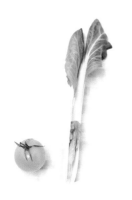

達人親授！
挑選新鮮蔬果的訣竅

種類多元的蔬菜與水果，是製作蔬果飲的基本材料。
此外，也可依不同製作情形，加入適量水分與副材料。
下列是挑選蔬果和副食材的重點與訣竅，請務必活用。

蔬菜＆水果

❶ 挑選適合當季食用的蔬果

製作蔬果飲時，不會添加多餘的調味劑，因此，「食材的新鮮度」是影響口感的主要關鍵。建議選用當季盛產，且成熟度佳的蔬果。而部分蔬果如香蕉、奇異果、酪梨等，必須先放在常溫下，待其完全成熟至適合食用的狀態後，方能使用。

❷ 留意蔬果的品種與產地

品種相同的蔬果，依照產地與栽培方法不同，口味也略有差異。舉例來說，番茄既是蔬菜也是水果，但因品種不同，有些番茄皮薄肉細、甜度高，多半被視作「水果」。此外，栽種的農家與土壤質地等，也會影響蔬果的口味。大部分的蔬果都會清楚標示產地與生產履歷，只要多留意，就能挑選出最新鮮的蔬果。

❸ 搭配「冷凍食材」製作

書中介紹的蔬果，皆可替換成冷凍食材製作。例如香蕉、蘋果等果汁含量較少的食材；或產季較短的芒果等，可預先準備，以縮短製作時間。將食材切成方便入口的大小後，放入密封的保鮮袋中，並盡量將袋中空氣擠出並攤平（如右圖所示），最後再放入冷凍庫保存即可。若擔心調理機無法攪動未解凍的食材，只要加入其他富含水分的蔬果，便可順利運轉，亦可使蔬果飲的口感層次更豐富。

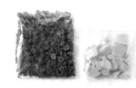

適合冷凍保存的食材
蘋果、香蕉、酪梨、木瓜、覆盆子、藍莓、柿子等

不適合冷凍保存的食材
葉菜類、柑橘類、奇異果等

蔬果的外觀大小、果汁含量、甜度等差異，皆會影響蔬果飲的口感與味道。因此，選購蔬果時，請參考下列的蔬果重量表，並依此為基準，選擇適當的用量；也可比較甜度、酸度等差異，再依個人喜好做比例上的調整。

蔬果重量一覽表

蔬菜	單位	公克	蔬菜	單位	公克	水果	單位	公克
明日葉	1株	15g	胡蘿蔔	1條	200g	葡萄柚	1顆	300g
蘆筍	1條	20g	大蒜	1瓣	10g	櫻桃	1粒	6g
高麗菜	1片	100g	甜椒	1顆	150g	石榴	1顆	200g
水田芥	1株	10g	綠花椰	1朵	15g	火龍果	1顆	400g
羽衣甘藍	1片	100g	菠菜	1株	40g	梨子	1顆	200g
苦瓜	1條	200g	水菜	1把	200g	香蕉	1條	150g
小松菜	1株	45g	蘘荷	1顆	15g	木瓜	1顆	400g
馬鈴薯	中型1顆	150g	百合根	1顆	100g	李子	1顆	20g
薑	1片	10g	萵苣	1片	30g	藍莓	1粒	1g
西洋芹	1株	100g	蓮藕	1節	140g	蜜棗	1顆	20g
白蘿蔔	1cm	45g	水果	單位	公克	芒果	1顆	300g
洋蔥	1顆	200g	酪梨	1顆	200g	橘子	1顆	100g
青江菜	1株	150g	草莓	1顆	15g	桃子	1顆	200g
番茄	1顆	150g	無花果	1顆	250g	蘋果	1顆	300g
小番茄	1顆	15g	柳橙	1顆	250g	柚子	1顆	100g
長山藥	1cm	25g	柿子	1顆	150g	檸檬	1顆	100g
油菜花	1株	15g	奇異果	1顆	120g			

水分＆其他副食材

❶ 加入天然飲品，補足營養成分

本書中亦搭配冷水、牛奶、豆漿等天然飲品，製作蔬果飲。不僅可補足蔬果缺乏的營養素，也可讓飲品的口感更好。詳細說明請參考P152～P153。

❷ 適時添加副食材，調整口味

除了蔬果及水分外，也可加入青紫蘇、薄荷等帶有強烈香氣的植物；或以檸檬汁提味；加入寡糖與蜂蜜，增加甜度等。增添甜味的方法，請參考P150～P151；增加飲用的口感與層次變化，請參考P154～P155。

超簡單！
美味蔬果飲的製作方法大公開

本書中介紹的蔬果飲，皆以一般市售的調理機製作，不需額外的器材或步驟，簡單又方便。只要將材料切成適當大小，放入調理機中攪拌均勻即可。

將食材切成適當的大小

01

A

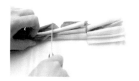

葉菜類切成一口的大小，以避免調理機在轉動時，卡在蓋子上，無法充分攪拌均勻。萵苣等質地柔軟的蔬菜，可直接徒手撕開。

B

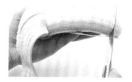

水果切成一口的大小，香蕉與柳橙等帶皮水果必須先剝皮，再切塊；草莓與葡萄等整顆食用的水果，可直接放入調理機中攪拌。

C

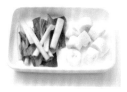

食材大小請均等。為了充分地混合所有材料，請務必將食材切成相同大小，避免較大塊的食材無法被確實地攪拌均勻，影響口感。

依序將食材放入調理機中

02

A

先放入較輕的葉菜類，及含水量較多的水果。請將食材均勻地擺滿放入調理機中，讓調理機的刀片可碰觸到所有食材，避免空轉，混入過多的空氣，影響口感。

B

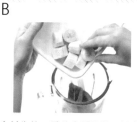

輕的食材先放，重的食材後放，避免調理機空轉，無法攪拌均勻。此外，某些食材攪拌過久會散發苦味，建議開始攪打後再於中途加入，避免影響口感。

加入水分與副食材

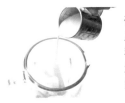

確認所有食材都充分攪拌均勻後，再加入冷水、牛奶、豆漿等天然飲品。而寡糖、蜂蜜等具黏性的調味劑，請直接澆淋於食材上，避免沾黏到調理機底部，造成清洗不易。

蓋上蓋子，開始攪拌

A

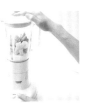

蓋上蓋子，並以手輕壓於蓋子上方後，開始攪拌。當發現攪拌不易時，可視情況加入含水量較多的食材或飲品，使運轉更順利。

B

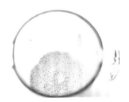

將所有食材打成濃稠的液態狀後，可先確認味道，再做調整。使用冷凍食材時，攪拌時間要加長，確認無塊狀物後，才算完成。

倒入杯中，即可享用

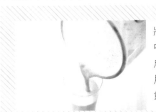

將攪拌完成的蔬果飲倒入杯中，若使用較多冷凍食材，成品會呈現冰沙狀，請記得用湯匙，將調理機中的蔬果飲完全取出即可。

完成了！

製作完成後，請馬上飲用吧！剛打好的蔬果飲最新鮮，口感好，營養價值豐富。

新手必學！
4 種最簡單的蔬果飲

首先，先介紹 4 種容易購買的食材，方便大家快速上手，
養成「每天飲用」的好習慣。

番茄與萵苣均含有豐富的維生素與礦物質，特別
是番茄，具有抗老化、提高免疫力的功效。

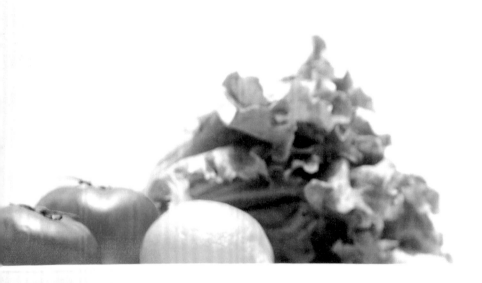

綜合野菜飲

融合含水量豐富的番茄與萵苣，
是如同沙拉般清爽的蔬果飲。
加入「檸檬汁」可增加酸甜口感。

材 料

番茄……1 顆
　→ 去除蒂頭後，切成適合入口的大小。

萵苣……2 片
　→ 以手隨意撕成小塊狀。

檸檬……1/4 顆
　→ 去皮後切成一口的大小。

作 法

將所有材料放入調理機中
攪拌均勻，即可享用。

46
kcal

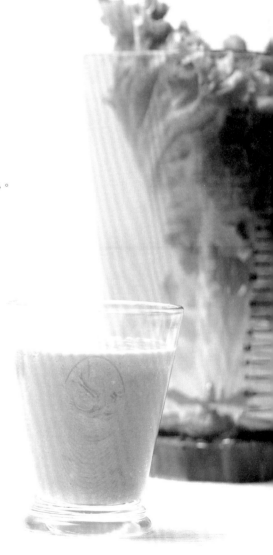

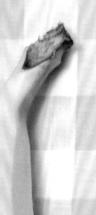

香蕉飽足豆漿

增加
飽足感

除了香蕉與豆漿外，也可以加入煉乳，
製作成口味豐富的甜味果飲。
此外，若加入黃豆粉，會更有飽足感。

當香蕉中的蔗糖、葡萄糖、果糖等醣類進入體內後，會
依序轉化為能量，快速補充體力，適合沒時間吃早餐的
人飲用。此外，豆漿能幫助補充鐵質，維持飽足感及能
量。建議想減肥的女性朋友，可多飲用這道飲品。

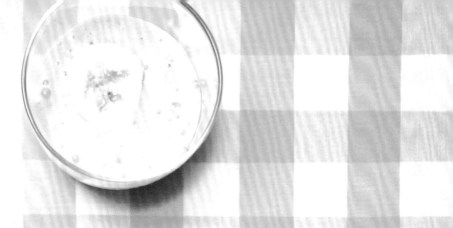

材 料

香蕉……1 根

→ 去皮後，切成適合入口的大小。

豆漿……100ml

煉乳……2 小匙

黃豆粉……2 小匙

作 法

將所有材料放入調理機中
攪拌均勻，即可享用。

190
kcal

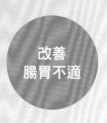

改善
腸胃不適

青紫蘇美腸優格

蘋果與優格的味道柔和，再加入青紫蘇，便是一杯充滿香氣的優格飲。
帶有兩段式的口感層次變化，喝到最後也不會膩。

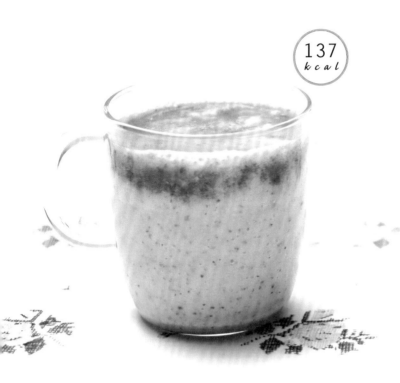

137
kcal

蘋果含有水溶性膳食纖維—果膠，能有效整腸，改善便祕，減緩腹瀉症狀。此外，亦含有優格及能增加乳酸菌的寡糖，具有美腸作用。

材料

蘋果……1/3 顆

→ 去核，帶皮切成適合入口的大小。

青紫蘇……2 片

優格……1/2 杯

寡糖……2 小匙

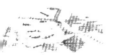

作法

除了青紫蘇，將所有材料放入調理機中，充分攪拌均勻。接著，先將 3/4 的飲品倒入杯中，剩下的 1/4 則加入青紫蘇後，再次攪拌均勻，最後倒入杯中，即可享用。

香橙鳳梨酸甜飲

柳橙的酸味與鳳梨的甜味,相當對味。
這道蔬果飲口感清爽,適合在夏天飲用,開胃助食欲。

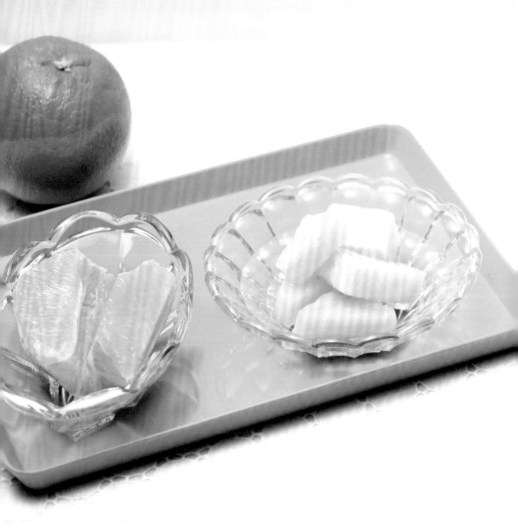

材 料

柳橙……1 顆

→ 去皮後，切成適合入口的大小。

鳳梨……150g

→ 切成適合入口的大小。

作 法

將所有材料放入調理機中
攪拌均勻，即可享用。

135
kcal

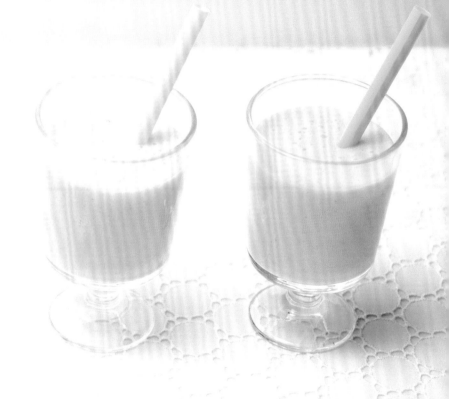

柳橙與鳳梨含有檸檬酸，飲用後會感到神清氣爽，
增進食欲、消除疲勞。此外，兩者皆含有豐富的維
生素 C，可幫助消除壓力，提升免疫力。

PART *1*

無添加！
80 道天然蔬果飲，
喝出健康

本章依各式症狀，如「慢性疲勞」、「腸胃不適」、「養顏美容」、「減肥瘦身」、「婦女病」等，介紹各種對症蔬果飲。不妨依照自身需求，調配出適合自己的專屬飲品，重拾健康與活力。

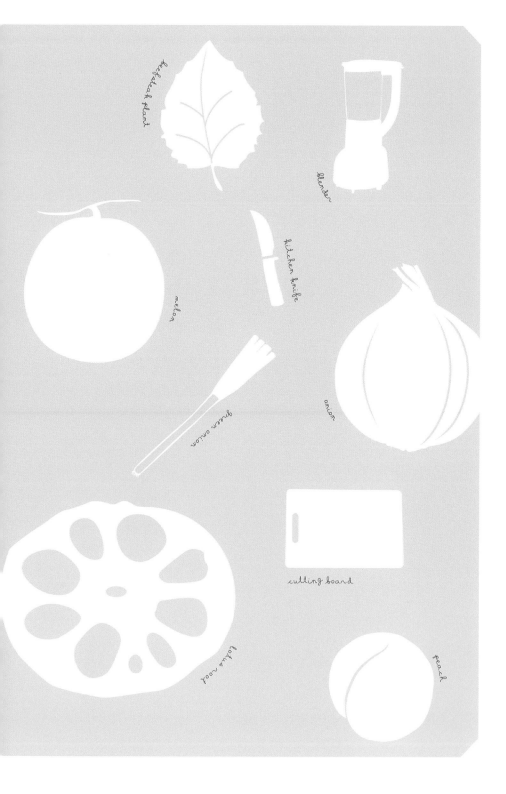

beefsteak plant

blender

kitchen knife

melon

green onion

onion

cutting board

lotus root

peach

慢性疲勞

你是否經常沒來由的感覺很累？是否因工作或家事繁忙、睡眠不足，常感到精神不濟呢？這些日積月累的小疲勞，若沒有積極消除改善，將嚴重影響健康，導致「慢性疲勞症候群」。建議飲用富含維生素與礦物質的蔬果飲，可有效解除身體疲勞，重拾活力。

改善疲勞的 4 大營養素

維生素 C

具有預防細胞氧化與老化、提高免疫力等功效。當人體感到壓力時，會消耗大量的維生素 C，因此，建議平日可多攝取及補充。

建議食材 ▶ 草莓、柑橘類、甜椒

維生素 B 群

能將醣類轉化為能量，並紓緩肌肉與神經的疲勞。一旦缺乏維生素 B 群，人體便無法自行製造能量，容易感到疲倦。

建議食材 ▶ 香蕉、菠菜

葡萄糖

葡萄糖是葡萄的主要成分，進入體內後會立刻轉化為能量，因此可有效且快速地消除疲勞。

建議食材 ▶ 葡萄、蘋果、奇異果

檸檬酸

酸梅與柳橙等柑橘類，皆含有豐富的檸檬酸，因此帶有酸味。檸檬酸可協助製造能量，達到消除疲勞的功效。

建議食材 ▶ 柑橘類、酸梅

這些症狀也能喝！

食欲不振 → p.28

壓力大 → p.32

肩膀痠痛 → p.34

眼睛痠澀 → p.36

睡眠不足 → p.38

夏季中暑 → p.40

口腔發炎 → p.42

消除疲勞感

活力葡萄果昔

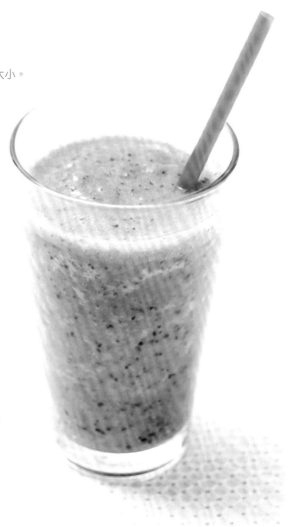

葡萄是四季盛產的水果,可一次大量購買,再採用冷凍保存。只要將葡萄以清水洗淨,放入袋中密封,即可保存。使用冷凍葡萄製作時,會有獨特的冰沙口感,別有一番風味。

材 料

無籽葡萄……10 顆

→ 將葡萄摘下,連皮使用。

香蕉……1/2 根

→ 去皮後,切成適合入口的大小。

現榨柳橙汁……100ml

作 法

將所有材料放入調理機中攪拌均勻,即可享用。

140
kcal

point

葡萄的葡萄糖、香蕉的維生素 B₁、柳橙的維生素 C 與檸檬酸等,皆是極佳的能量補充來源。飲用後,可快速消除疲勞,提振精神。

柳橙·桃子·鳳梨

食欲不振

口感綿密且入口即化

好消化芒果昔

材 料

柳橙……1/2 顆

　　→去皮後，切成適合入口的大小。

桃子……1/2 顆

　　→去籽剝皮後，切成適合入口的大小。

芒果……1/3 顆

　　→去皮後，切成適合入口的大小。

作 法

將所有材料放入調理機中
攪拌均勻，即可享用。

也可使用桃子罐頭代
替新鮮桃子。

point

桃子和芒果含有豐富的膳食
纖維、維生素、礦物質等成
分，可補充營養；此外，柳
橙中的檸檬酸能增進食欲，
特別適合在夏季飲用。

How to

如何正確切芒果？

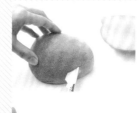

01
將芒果橫放，連籽一同
切成 3 等分；再將每
一份切成瓣狀，同時一
併去籽。

02
外皮朝下放在砧板上，
沿著外皮與果肉的交界
處，以水果刀輕輕地削
除外皮。

若是因疲勞引起食欲不振，建議可多攝取含大量檸檬酸的柑橘類。檸檬酸具有促進唾液、胃酸分泌、增進食欲及提高肝功能等功效。此外，食欲不振可能導致營養失衡，造成免疫力下降。建議一併攝取富含維生素、礦物質、醣類等營養素的食材，補足營養。

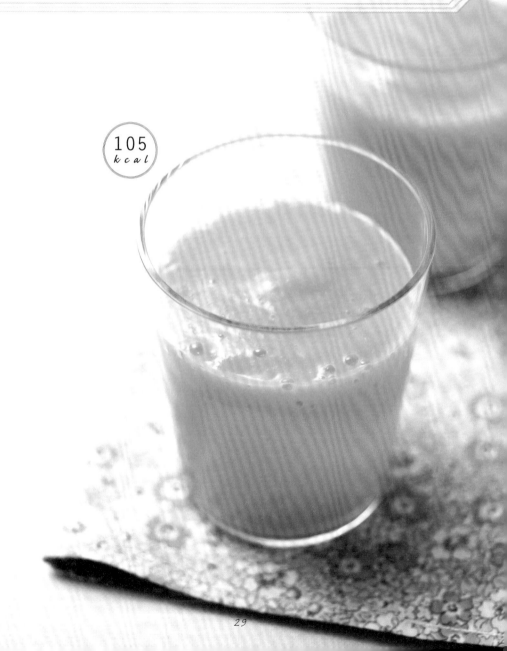

105
kcal

欲罷不能的爽口滋味

水田芥開胃果昔

材料

水田芥……4 株
→ 切成適合入口的大小。

鳳梨……100g
→ 去皮後，切成適合入口的大小。

蜂蜜……1 小匙
檸檬汁……2 小匙

作法

將所有材料放入調理機中
攪拌均勻，即可享用。

point

水田芥的辣味，來自一種名為黑芥
子硫苷酸鉀（sinigrin）的成分，
蘿蔔等蔬菜中也含有相同成分，具
有促進食欲、消腫利尿的功效；鳳
梨則含檸檬酸，可增進食欲。

How to

如何正確切鳳梨？

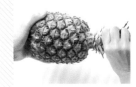

01
雙手分別握住鳳梨的蒂頭
與果實，以轉動螺絲般的
方式扭轉，便可快速且順
利地將蒂頭去除。

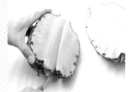

02
縱切剖半，再切成瓣狀備
用，果芯請一起食用。

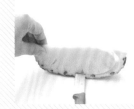

03
外皮朝下放在砧板上，沿
著外皮與果肉的交界處，
以水果刀輕輕地削除外
皮，再切成一口的大小。

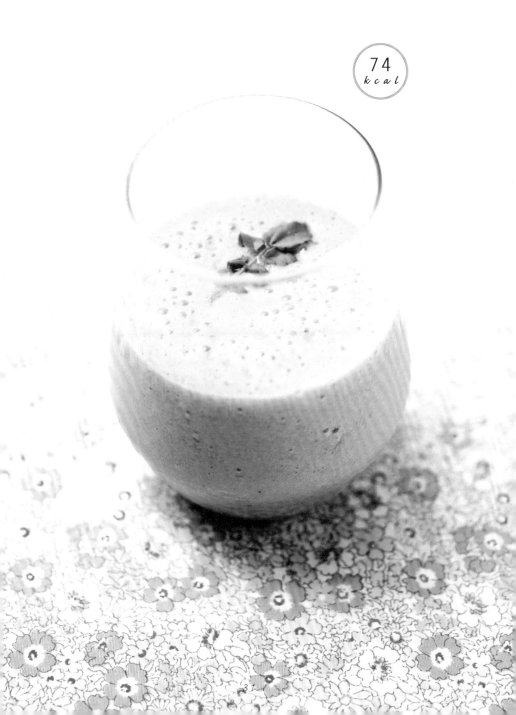

74
kcal

葡萄柚・萵苣・香蕉

消除壓力

喝下後身心更舒暢

西芹紓壓果昔

材料

葡萄柚……1/2 顆

→ 去皮後，切成適合入口的大小。

萵苣……2 片

→ 切成適合入口的大小。

西洋芹……1 株

→ 去除葉子，再切成適合入口的大小。

作法

將所有材料放入調理機中
攪拌均勻，即可享用。

58
kcal

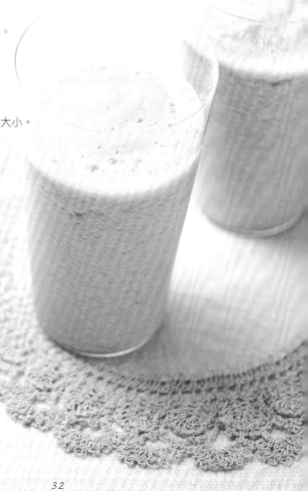

point

西洋芹的香氣具有鎮定情
緒、放鬆壓力的功效；再加
上富含維生素C的葡萄柚，
及可放鬆身心的萵苣，有效
多重紓緩情緒。

壓力一旦長期累積，將導致身體亮紅燈，健康出狀況，因此，必須養成定期紓壓的習慣。當人體感到壓力時，會大量消耗具有抗壓作用的維生素 C，建議平日可多補充。此外，維生素 C 的水溶性極佳，此類水果非常適合製成蔬果飲。

消除身體的壓力

香蕉解壓咖啡

材 料

香蕉……1 根
→ 去皮後，
　切成適合入口的大小。

濃縮咖啡……30ml

豆漿……100ml

作 法

先將濃縮咖啡倒入杯中，再將香蕉與豆漿快速地倒入杯中，使三者稍微混合，即可享用。

濃縮咖啡亦可使用較濃的美式咖啡代替，請盡量使用無糖無奶的黑咖啡。

128
kcal

point

咖啡的香氣可放鬆情緒，讓人身心舒暢；豆漿含大豆異黃酮，可幫助消除焦躁情緒。

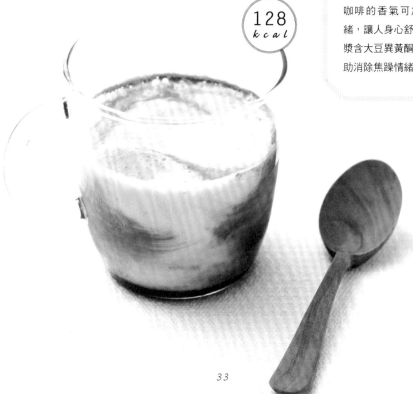

馬鈴薯．番茄．洋蔥

肩膀痠痛

有效消除痠痛

熱蘆筍解痛飲

材料

蘆筍……2 條
→ 切除約 1 公分後，再切成適合入口的大小。

馬鈴薯……1 顆
→ 去皮後，切成適合入口的大小。

牛奶……100ml

鹽巴……少許

作法

馬鈴薯洗淨後，先煮熟備用，再連同其他材料放入調理機中攪拌，最後放入微波爐加熱，即可享用。

181
kcal

point

蘆筍含有豐富的丁氯二酸（aspartic acid），具有消除倦怠感與疲勞的功效，可有效改善因疲勞引起的肩膀痠痛等症狀。

超有飽足感的蔬菜湯

熱番茄代謝飲

材料

番茄……1 顆
→ 去除蒂頭後，切成適合入口的大小。

洋蔥……1/4 顆
→ 去皮後，切成適合入口的人小。

大蒜……少許

鹽巴……少許

作法

將所有材料放入調理機中攪拌均勻後，再以微波爐加熱，即可享用。

47
kcal

point

乳酸堆積是造成疲勞的主因。據研究指出，番茄能促進乳酸自體內代謝。此外，洋蔥的香氣可溫暖身體，緩解疲勞。

長期坐在電腦前，維持相同的姿勢工作，容易引起手麻腳痠、全身痠痛。這是因為長時間維持相同姿勢，導致血液循環不良所致。因此，只要讓身體溫暖、血液循環順暢，即可紓緩肩膀痠痛的症狀。

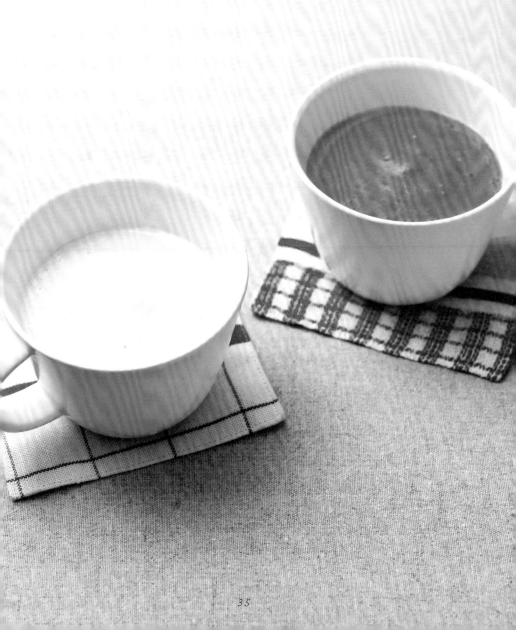

藍莓・香蕉・柳橙

眼睛痠澀

緩解眼睛的疲勞

明目藍莓果昔

材 料

藍莓……50g

香蕉……1 條

→ 去皮後，切成適合入口的大小。

優格……1/4 杯

作 法

將所有材料放入調理機中攪拌均勻，即可享用。

134
kcal

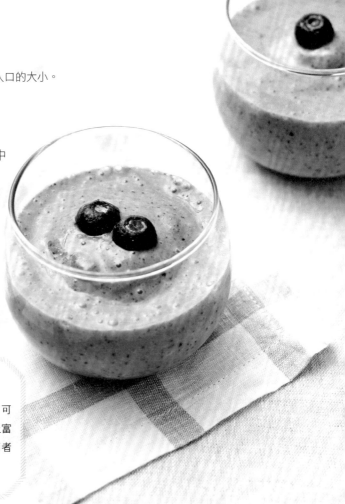

point

藍莓含有豐富的花青素，可改善眼睛的不適，再加上富含維生素 B_1 的香蕉，兩者一起飲用，效果更好。

長時間使用電腦或智慧型手機，容易感到眼睛痠澀。藍莓含花青素，具有消除眼睛疲勞的功效；亦含有能保護眼睛黏膜組織的胡蘿蔔素；及可促進視神經正常運作的維生素 B₁，是保護眼睛的最佳水果。

提升免疫力

紫色活力果昔

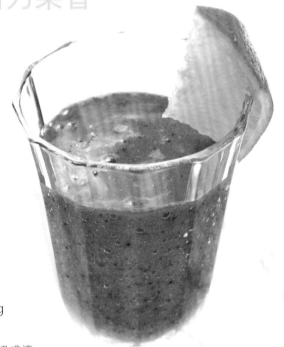

材 料

黑加侖……20g
柳橙……1 顆
　→ 去皮後，切成適
　　合入口的大小。

作 法

將所有材料放入調理機中
攪拌均勻，即可享用。

134
kcal

point

黑加侖中亦含有豐富的花青素，效果等同藍莓。當身體疲勞、眼睛痠澀的情形無法改善時，可加入柳橙等富含維生素 C 的水果，提高免疫力。

馬鈴薯‧玉米‧牛奶

睡眠不足

喝完後更好睡！

熱馬鈴薯安眠飲

材料

馬鈴薯……1 小顆

→ 去皮後，
切成適合入口的大小。

牛奶……100ml

鹽巴……少許

作法

將馬鈴薯洗淨後，先加熱至熟，再將所有材料放入調理機中攪拌，最後放入鍋中或微波爐加熱，即可享用。

139
kcal

point

馬鈴薯與牛奶皆含有可幫助入眠的色胺酸，而馬鈴薯所含的維生素 C，具優異的耐熱性，即使加熱，營養成分也不會流失。

有效放鬆身心

熱玉米助眠飲

材料

罐裝玉米粒……100g

牛奶……100ml

鹽巴……少許

作法

將所有材料放入調理機中攪拌均勻後，再放入鍋中或微波爐加熱，即可享用。

152
kcal

point

玉米含維生素 E，能促進血液循環，溫暖身體。若與牛奶一起飲用，可提高助眠效果。

睡眠不足容易造成身體疲勞，因此請盡量維持固定且規律的就寢時間。根據研究指出，牛奶所含的色胺酸可紓緩情緒，若在睡前飲用，可幫助入眠。建議不妨在睡前飲用一杯溫熱蔬果飲，讓自己一覺好眠到天亮。

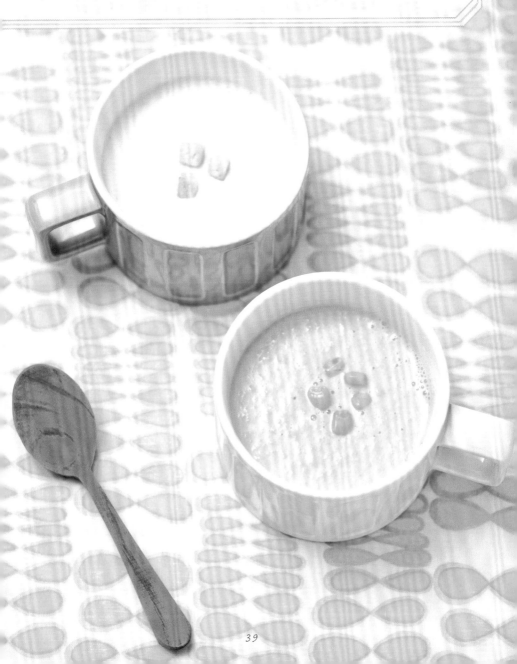

綠花椰・桃子・優格

夏季中暑

果肉濃稠、口感滑順

白桃消暑果昔

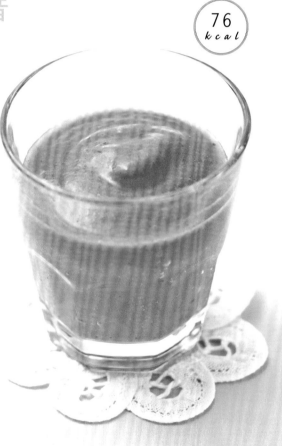

76
kcal

材料

李子……1 顆

→ 去籽後，連皮洗淨後備用。

桃子……1 顆

→ 去籽、去皮後，
切成適合入口的大小。

作法

將所有材料放入調理機中
攪拌均勻，即可享用。

成熟的李子質地柔軟，可直
接以手捏爛後去籽，放入調
理機中攪拌。此外，亦可用
桃子罐頭代替新鮮桃子。

point

李子含大量有機酸；桃子
含果糖，可快速補充身體
能量，消除疲勞。

夏季的天氣炎熱，是造成中暑、頭暈、身體不適等主因。人體為了保持體力，會消耗體內的維生素 B₁，將醣類轉化為能量，造成乳酸等疲勞物質久積不散，疲勞感自然無法消除。此時，只要多攝取維生素 C 及檸檬酸，即可消除疲勞。

炎炎夏日最需要的

綠花椰清涼飲

124
kcal

材料

綠花椰……2 朵

葡萄柚……1/2 顆

→ 去皮後，切成適合入口的大小。

優格……1/4 杯

蜂蜜……2 小匙

作法

將全部的材料和 1 匙蜂蜜放入調理機，充分攪拌均勻，最後倒入杯中，再淋上 1 匙蜂蜜，即可享用。

point

綠花椰含大量維生素 C，是蔬菜界之冠，亦含有能預防中暑的維生素 B₁，適合與葡萄柚一起飲用，抗暑效果加倍。

南瓜・香蕉・酪梨

口腔發炎

改善身體的發炎、水腫

熱消炎南瓜飲

材 料

南瓜……50g

→ 切成適合入口的大小。

香蕉……1 根

→ 去皮後，
切成適合入口的大小。

牛奶……100g

蜂蜜……1 小匙

作 法

南瓜洗淨後，先加熱至熟，再取出放涼備用。最後將材料全部放入調理機中攪拌均勻，即可享用。

214
kcal

point

南瓜具有極高的營養價值，含有能保護黏膜組織的胡蘿蔔素、維生素 B_1、B_2 等成分。此外，香蕉含豐富的維生素 B 群，同樣具有抗炎消腫的功效。

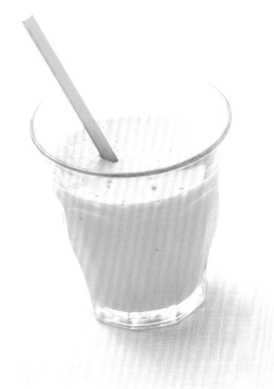

根據研究指出，壓力、睡眠不足、營養不良等，是造成口腔發炎的主要原因。維生素 B 群具有強化口腔黏膜組織的功效，當口腔開始發炎，久久無法痊癒時，不妨多補充維生素 B 群，可有效改善症狀。

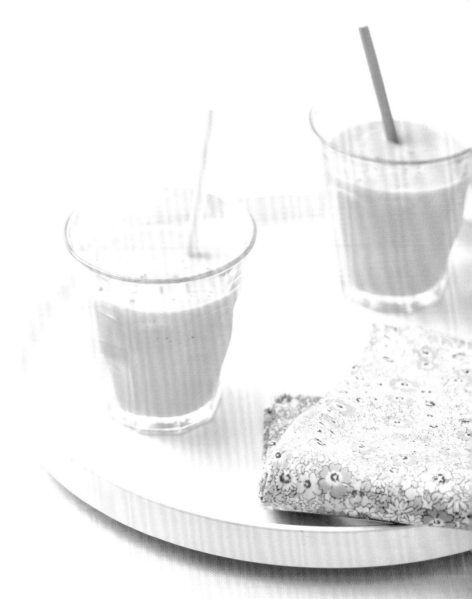

口感濃稠，停不了口

酪梨豆漿果昔

材 料

酪梨……1/5 顆

→ 去皮後，
切成適合入口的大小。

蘋果……1/2 顆

→ 去除果核後，連皮切成
適合入口的大小。

豆漿……100ml

作 法

將所有材料放入調理機中
攪拌均勻，即可享用。

point

酪梨富含能預防口腔發炎的
維生素 B_2，可保護皮膚及
黏膜組織；蘋果含膳食纖
維，可改善腸道環境，將堆
積於體內的老廢物質排出。

How to

如何正確切酪梨？

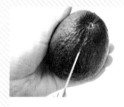

01
手拿酪梨，用水果刀縱切
至果核處，沿著果核繞一
圈切出刀痕。

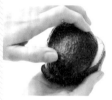

02
輕輕扭轉果實，將酪梨分
為 2 等分。

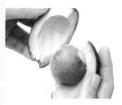

03
縱切於連果核的那一半，
再切出一條刀痕，藉此去
除果核。

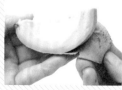

04
以手剝除外皮，並將果肉
完全取出。此切法適用於
有核類的水果，如桃子、
李子等。

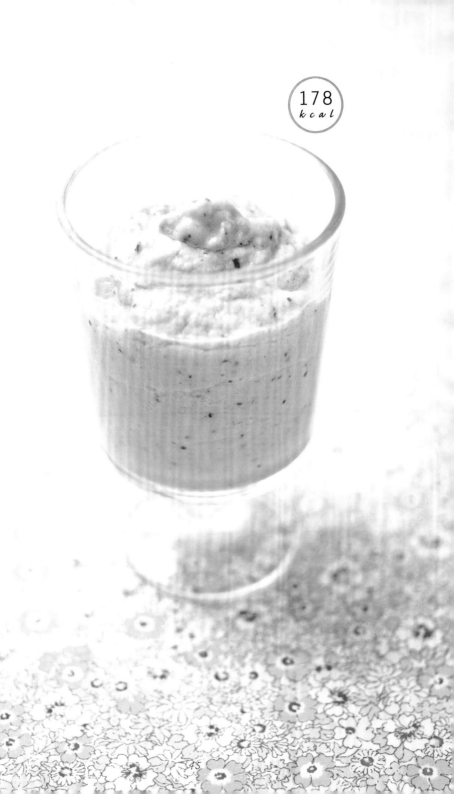

178
k c a l

7 天提升免疫力的
彩虹蔬果昔

「免疫力」是抵抗病毒與細菌的最佳防護罩，但現代人生活忙碌、三餐無法定時定量，引起失眠和壓力等，皆會導致免疫力下滑。此時，建議連續一週飲用本篇介紹的蔬果飲，提升免疫力，重拾活力與健康。

9 種提升免疫力的食材

A 小松菜

含有維生素 A、C、E 及胡蘿蔔素，可保護皮膚與黏膜組織，與綠色蔬菜一起食用，可發揮強大的抗氧化作用。

B 荷蘭芹

俗稱「巴西利」，富含維生素群，且易保存。但口感較生澀，建議搭配蘋果、鳳梨等甜味較高的水果，製作蔬果飲。

C 胡蘿蔔

富含胡蘿蔔素，能提高免疫力，並保護皮膚與黏膜組織；其抗氧化作用能預防身體老化，是養顏美容的聖品。

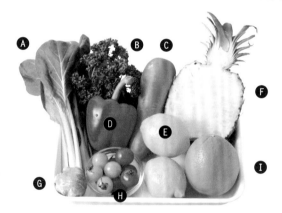

D 甜椒

甜椒的甜度比同種的青椒還高，蔬菜味也較淡。紅椒的營養價值極高，富含維生素 C，可增強抵抗力、養顏美容。

E 檸檬

檸檬的維生素含量高，但由於無法一次大量食用，建議搭配其他味道強烈的食材飲用，降低酸味，更好入口。

F 鳳梨

含有豐富的蛋白質分解酵素，可幫助消化，建議飯後 2 小時內食用。此外，鳳梨含錳，可促進鈣質吸收、強化骨骼。

G 薑

薑含薑辣素（gingerol），能促進血液循環，加速新陳代謝。亦具有溫暖身體的功效，可幫助提高免疫力。

H 小番茄

小番茄含茄紅素，具有抗氧化作用，能提高免疫力，防止細胞氧化、老化。黃色的小番茄則含有豐富的胡蘿蔔素。

I 柳橙

富含可提高免疫力的維生素 C，半顆柳橙即足夠一天所需的維生素 C 量。此外，亦含有檸檬酸，能消除疲勞。

製作 7 天彩虹蔬果飲的食材

小番茄（紅色、黃色）……各 1 盒　　荷蘭芹……1 把
柳橙……1 顆　　　　　　　　　　　胡蘿蔔……1 條
鳳梨……1/2 顆　　　　　　　　　　檸檬……2 顆
小松菜……1 株　　　　　　　　　　薑……適量
紅甜椒……1 顆

每天需要的分量…

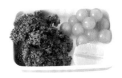

Mon
黃色小番茄……10 顆
荷蘭芹……1 朵
檸檬……1/2 顆

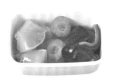

Tue
柳橙……1/2 顆
紅甜椒……1/2 顆
胡蘿蔔……1/3 條

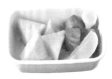

鳳梨……100g
胡蘿蔔……1/3 條
薑……1 片
檸檬……1/4 顆

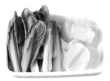

Thu
鳳梨……100g
檸檬……1/2 顆
小松菜……1 株

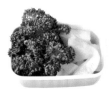

Fri
鳳梨……100g
荷蘭芹……1 朵
檸檬……1/4 顆

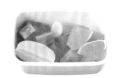

Sat
柳橙……1/2 顆
檸檬……1/4 顆
胡蘿蔔……1/3 條
薑……1 片

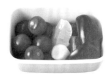

Sun
紅色小番茄……8 顆
紅甜椒……1/2 顆
檸檬……1/4 顆
薑……1 片

美味小叮嚀

❶ 檸檬、鳳梨、小番茄、柳橙的含水量較多，請使用
新鮮水果，勿使用冷凍食材，以免稀釋口感。

❷ 先將食材處理好並放入附蓋的容器，或可密封的保
鮮袋中，保存備用。製作時，只需取出後放入調理
機中攪拌，可簡化製作過程。

❸ 當調理機內的水分不足時，可依個人喜好加入適量
的冷水，或其他天然飲品。

Mon 西芹綠果昔

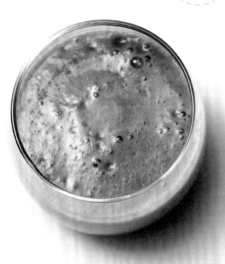

材料

黃色小番茄……10 顆

→ 洗淨後，將蒂頭去除備用。

荷蘭芹……1 朵

→ 以手撕碎成小塊狀。

檸檬……1/2 顆

→ 去皮後，切成適合入口的大小。

作法

將所有材料放入調理機中
攪拌均勻，即可享用。

63
kcal

柳橙橘果昔

材料

柳橙……1/2 顆

→ 去皮後，切成適合入口的大小。

紅甜椒……1/2 顆

→ 去除頭尾，切成一口的大小。

胡蘿蔔……1/3 條

→ 洗淨後，切成適合入口的大小。

作法

將所有材料放入調理機中
攪拌均勻，即可享用。

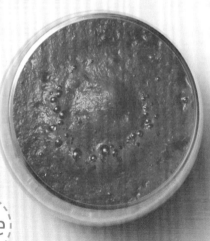

 Tue

74
kcal

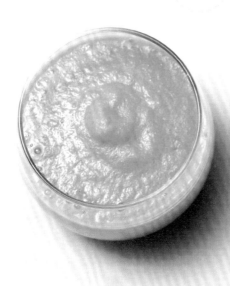

甜薑黃果昔

材 料

鳳梨……100g
→ 切成適合入口的大小。

胡蘿蔔……1/3 條
→ 洗淨後,切成適合入口的大小。

薑……1 片
→ 清洗乾淨,去皮備用。

檸檬……1/4 顆
→ 去皮後,切成適合入口的大小。

作 法

將所有材料放入調理機中攪拌均勻,即可享用。

89
kcal

野菜青果昔

材 料

鳳梨……100g
→ 切成適合入口的大小。

檸檬……1/2 顆
→ 去皮後,切成適合入口的大小。

小松菜……1 株
→ 切除根部後,切成適合入口的大小。

作 法

將所有材料放入調理機中攪拌均勻,即可享用。

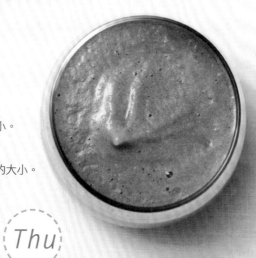

Thu

78
kcal

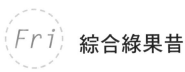 綜合綠果昔

材 料

鳳梨……100g

　→ 切成一口大小的小塊狀。

荷蘭芹……1 朵

　→ 以手撕碎成小塊狀。

檸檬……1/4 顆

　→ 去皮後，切成適合入口的大小。

作 法

將所有材料放入調理機中
攪拌均勻後，即可享用。

66
kcal

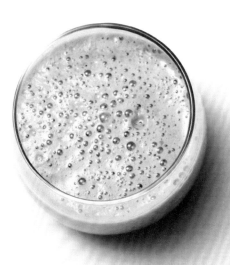

材 料

柳橙……1/2 顆

　→ 去皮後，切成適合入口的大小。

檸檬……1/4 顆

　→ 去皮後，切成適合入口的大小。

胡蘿蔔……1/3 條

　→ 清洗後，切成適合入口的大小。

薑……1 片

　→ 清洗乾淨，去皮備用。

作 法

將所有材料放入調理機中
攪拌均勻，即可享用。

67
kcal

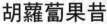 胡蘿蔔果昔

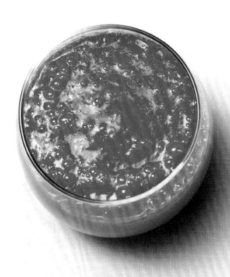

番茄紅果昔

材　料

紅色小番茄……8 顆

　　→ 清洗乾淨，將蒂頭去除備用。

紅甜椒……1/2 顆

　　→ 去除蒂頭與種籽後，
　　　切成適合入口的大小。

檸檬……1/4 顆

　　→ 去皮後，切成適合入口的大小。

薑……1 片

　　→ 清洗乾淨，去皮備用。

作　法

將所有材料放入調理機中
攪拌均勻，即可享用。

59
k c a l

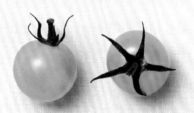

腸胃不適

當飲食紊亂或長期壓力累積，便容易引起便祕、腹瀉、胃脹氣等不適症狀。飲用蔬果飲能幫助攝取蔬菜中的膳食纖維，輕鬆達到健胃整腸、增加好菌、改善腸道環境等功效。

改善腸道的 4 大營養素

非水溶性膳食纖維

因不溶於水，進入腸道後會開始膨脹，增加糞便體積，進而刺激腸道蠕動，促進排便。

建議食材 ▶ 蓮藕等根莖類

水溶性膳食纖維

因溶於水，可減緩糖分吸收的速度，於腸道內分解後，可增加益菌數，整頓腸道環境。

建議食材 ▶ 蘋果、檸檬、奇異果

乳酸菌

是一種存在於體內的微生物，當腸道的乳酸菌增加時，即可抑制壞菌繼續滋生，進而改善腸道環境。

建議食材 ▶ 優格、乳酸菌飲料

寡糖

具有提供養分、增加益菌數，進而活化腸道的作用。亦可挑選市售寡糖，增添蔬果飲的風味。

建議食材 ▶ 市售寡糖、香蕉

這些症狀也能喝！

便祕 → p.54　腹瀉 → p.60　胃脹氣 → p.62

香蕉乳酸果昔

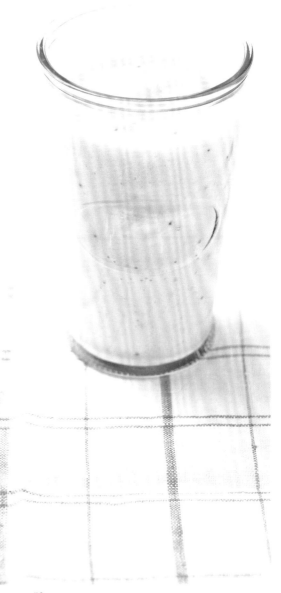

材 料

香蕉……1 根

→ 剝皮後，切為一口大小。

市售乳酸菌飲料……65ml

寡糖……1 小匙

檸檬汁……1 小匙

作 法

將所有材料放入調理機中
攪拌均勻，即可享用。

139
kcal

point

香蕉含有豐富的非水溶性膳食
纖維與寡糖，搭配幫助整頓胃
腸的乳酸菌一同飲用，可提升
整腸功效，促進排便。

蓮藕・香蕉・火龍果

便祕

促進消化、排便

山藥美腸果昔

材料

長山藥……3cm

→ 去皮後，
切成適合入口的大小。

香蕉……1 條

→ 去皮後，
切成適合入口的大小。

牛奶……50ml

寡糖……1 小匙

作法

將所有材料放入調理機中攪拌均勻，即可享用。

141
kcal

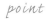

point

長山藥的營養價值極高，內含豐富的水溶性膳食纖維，及能幫助消化的酵素。其所含的黏稠物質亦具有促進新陳代謝的功效。

飲食生活紊亂、睡眠不足、長期壓力累積等，是造成便祕的主因。
平日養成積極攝取膳食纖維的習慣，可幫助刺激腸道運作，改善便祕症狀。

消除體內的宿便

蓮藕水梨果昔

材 料

蓮藕……1/2 節
→ 去皮並去除硬筋後，
　切成適合入口的大小。

水梨……1/2 顆
→ 去皮去核後，
　切成適合入口的大小。

檸檬汁……2 小匙
蜂蜜……1 小匙

作 法

將所有材料放入調理機中
攪拌均勻，即可享用。

97
kcal

point
蓮藕含有豐富的非水溶性膳
食纖維，可消除便祕；水梨
則能保護肝臟、促進消化，
達到健胃整腸的功效。

有效整腸健胃

火龍果纖維飲

材料

火龍果……1/4 顆
→ 去皮後，切成適合入口的大小。

鳳梨……150g
→ 切成適合入口的大小。

優格……1/4 杯

作法

將鳳梨與優格放入調理機中攪拌，最後再加入火龍果塊，再一次攪拌均勻，即可享用。

125
kcal

point

火龍果含豐富的水溶性膳食纖維；鳳梨則含非水溶性膳食纖維，兩者相互搭配飲用，可有效消除便祕。

How to

如何正確切火龍果？

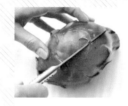

01
將火龍果橫擺，放在砧板上，縱切剖半。

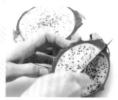

02
再一次縱切剖半，將火龍果切成 4 等分。

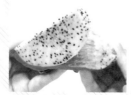

03
手握火龍果的蒂頭，即可漂亮地將外皮剝除。剝皮後，再將果肉切成適合入口的大小。

火龍果分為白肉（右）與紅肉
（左）兩種，兩者的營養價值皆
很高。火龍果口味清爽甘甜，據
研究指出，其具有抗氧化、降低
壞膽固醇的功效，是近年來備受
矚目的大人氣健康水果。

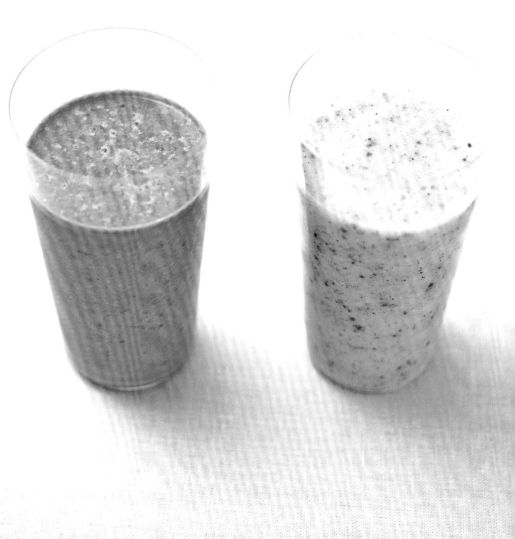

可當作正餐的健康飲品

番茄菇菇飲

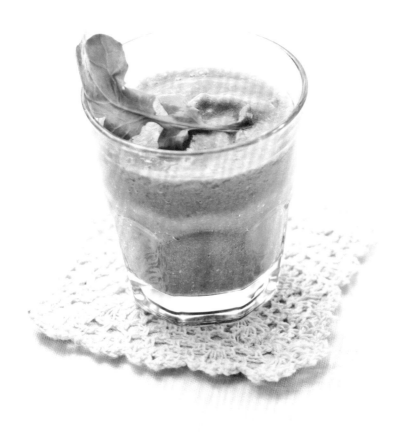

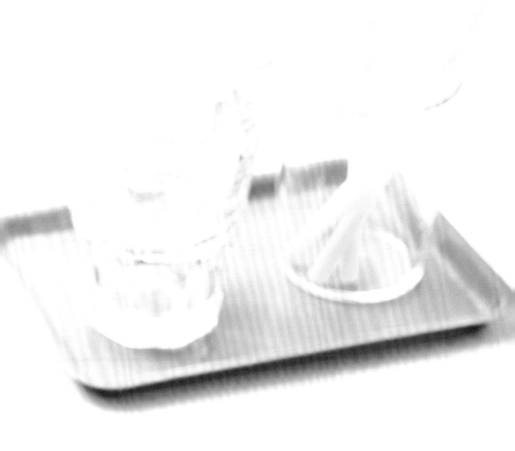

材 料

番茄……1 顆

→ 去除蒂頭後，
切成適合入口的大小。

芝麻葉……2 株

→ 以手撕碎成小塊狀。

金針菇……1/2 袋

→ 切除根部後，放入滾水中氽燙約
1 分鐘，再取出濾乾備用。

檸檬……1/4 顆

→ 去皮後，切成一口大小的塊狀。

作 法

將所有材料放入調理機中
攪拌均勻，即可享用。

51
kcal

point

芝麻菜中含有異硫氰酸鹽，
是一種辛辣成分，可促進胃
酸分泌，整頓腸道。蘿蔔及
山葵等植物中，亦含有相同
成分，可多食用。

木瓜・蘿蔔・蘋果

腹瀉

有效止瀉、整腸

木瓜整腸果昔

材料

木瓜……1/4 顆

→ 去皮去籽後，切成適合
入口的大小。

桃子……1/2 顆

→ 去皮去籽後，切成適合
入口的大小。

深焙濃茶……50ml

作法

將所有材料放入調理機中
攪拌均勻，即可享用。

也可使用桃子罐頭代
替新鮮桃子。

point

焙茶的咖啡因含量較少，
刺激性低，適合輕微腹瀉
時飲用。木瓜則可補充因
腹瀉所流失的維生素。

59
kcal

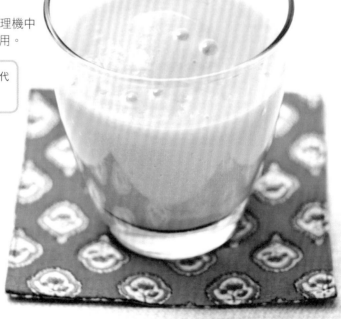

腹瀉表示糞便的含水量異常增加，易使體內水分減少、失衡，導致脫水症狀及體力降低。因此，本篇所介紹的蔬果飲可幫助腸道回復正常，補充營養。腹瀉時，可多攝取低刺激、易消化的食物，以減輕腸胃負擔。

完整補充膳食纖維

蘿蔔酵素飲

材　料

蘿蔔……1/3 根

　→ 去皮後切成一口的大小。

蘋果……1/4 顆

　→ 去核，帶皮切成一口的大小。

優格……1/2 杯

蜂蜜……2 小匙

作　法

將所有材料放入調理機中攪拌均勻，即可享用。

152
kcal

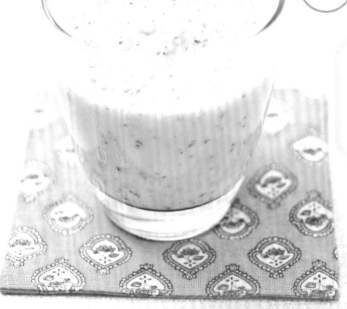

point

蘿蔔含消化酵素澱粉酶，搭配蘋果一同飲用，可達到極佳的整腸作用。

高麗菜・芒果・薄荷

胃脹氣

胃痛時的最佳飲品

高麗菜健胃飲

材 料

高麗菜……100g

   → 切成適合入口的大小。

蘋果……1/2 顆

   → 去核，帶皮切成適合入口的大小。

青紫蘇……5 片

作 法

將所有材料放入調理機中，並加入適量冷水攪拌均勻，即可享用。

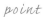

102
kcal

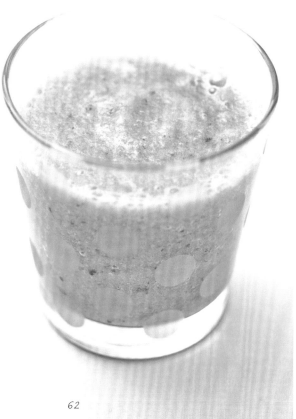

point

高麗菜含豐富的維生素U，是一種能保護胃部黏膜組織、活化腸道功能的營養素，適合與蘋果一同飲用，改善胃部的不適。

三餐不定時定量、暴飲暴食，易造成胃脹氣、沉重感，導致飲食困難或食欲不佳。此時不妨多攝取能改善胃部的蔬果，促進消化、補充養分。

口感清爽，提神又醒腦

薄荷芒果飲

材 料

芒果……1 顆
　→ 切成適合入口的大小。
薄荷……20g

作 法

將所有材料放入調理機中攪拌均勻，即可享用。

134
kcal

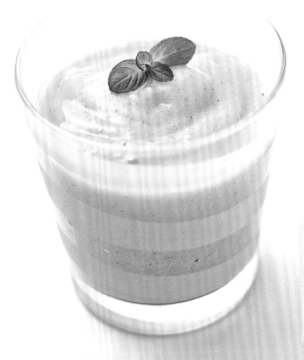

point

薄荷能健胃整腸、鎮定紓緩胃痙攣、胸口灼熱等症狀，再搭配能保護胃部黏膜組織的芒果，可有效補充營養，恢復元氣。

養顏美容

人體一旦缺乏維生素C，將導致橘皮組織生成、肌膚鬆弛、掉髮和膚色暗沉等症狀。由於人體無法自行製造維生素C，因此，建議每天飲用一杯養顏美容的蔬果昔，就能確實補充營養。

有效養顏美容的 4 大營養素

維生素 C

能幫助製造膠原蛋白，並抑制黑色素形成，預防斑點、雀斑等肌膚問題，是一種具有良好美容功效的營養素。

建議食材 ▶ 柑橘類、小松菜

維生素 A

可強化皮膚及黏膜組織，使肌膚常保水潤，髮質更強韌。此外，亦具有預防痤瘡、細菌感染等功效。

建議食材 ▶ 青紫蘇、胡蘿蔔

維生素 E

被稱為「延緩老化」的維生素，具有極佳的抗氧化作用。此外，亦可讓血液循環順暢，有效保持肌膚光澤。

建議食材 ▶ 酪梨、胡椒

大豆異黃酮

是一種類似女性荷爾蒙的多酚，可調整荷爾蒙平衡，達到延緩老化和更年期不適等功效。

建議食材 ▶ 大豆、豆漿、豆腐

這些症狀也能喝！

淡化斑點 → p.66

消除橘皮 → p.68

肌膚乾燥 → p.70

青春痘 → p.72

髮質受損 → p.74

抗老美白 → p.76

有效抗老、美化肌膚

番茄美肌果昔

材 料

小番茄……5 顆
　　→ 清洗乾淨，去除蒂頭後備用。
小松菜……1 株
　　→ 去除根部後切成一口的大小。
市售蔬菜汁……100ml
（可依個人口味挑選）
檸檬汁……2 小匙

作 法

將所有材料放入調理機中
攪拌均勻，即可享用。

60
kcal

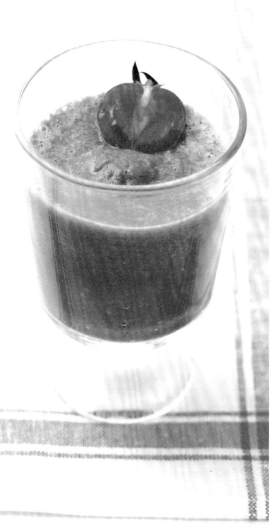

小番茄含茄紅素，具有極佳
的抗氧化作用，能防止細胞
老化；小松菜則富含維生素
C，可養顏美容。愛美的女
性朋友，不妨多喝。

柳橙・木瓜・芒果

淡化斑點

比淨膚雷射更有效！

黃金美白果昔

材 料

黃金奇異果……1 顆

→ 去皮後，切成適合入口的大小。

木瓜……1/3 顆

→ 去皮去籽後，切成適合入口的大小。

作 法

將木瓜放入調理機中攪拌至黏稠狀，再加入奇異果，稍微攪拌一下即可，以免破壞種籽的營養。

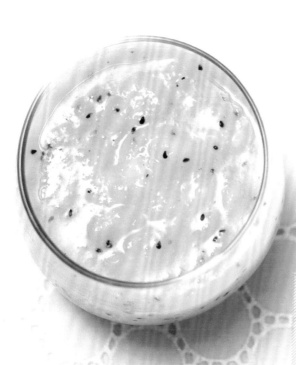

87
kcal

point

黃金奇異果的維生素 C 含量比綠色奇異果多，營養價值高。此外，與同樣富含維生素 C 的木瓜一起飲用，美肌效果加倍。

長期曝曬在太陽下，會造成肌膚黑色素沉積，形成斑點。攝取維生素 C 可幫助抑制黑色素的形成，有效抗斑美白。人體在製造膠原蛋白時，會大量消耗維生素 C，不過，只要每天補充，就能預防斑點生成。

每天喝，永保青春！

微酸美人飲

材 料

芒果……1/5 顆

　　→ 去皮後，切成適合入口的大小。

柳橙……1/2 顆

　　→ 去皮後，切成適合入口的大小。

草莓……5 顆

　　→ 清洗乾淨，去除蒂頭後備用。

作 法

將所有材料放入調理機中攪拌均勻，即可享用。

79
k c a l

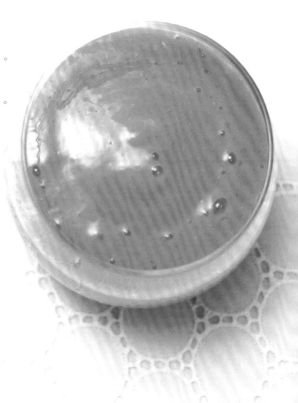

point

柳橙、草莓皆富含維生素 C；芒果則含有豐富的多酚，具有抗皺防老的養顏功效，適合每天飲用，效果加倍。

無花果 · 覆盆子 · 明日葉

消除橘皮

淨化體內血液

明日葉能量果昔

材料

明日葉……2 株
→ 去皮後，
切成適合入口的大小。

鳳梨……150g
→ 切成適合入口的大小。

薑……1 片
→ 清洗乾淨，去皮備用。

作法

將所有材料放入調理機中攪拌均勻，即可享用。

89
kcal

point

明日葉含查耳酮，能幫助血管擴張、促進血液循環，有效消除橘皮組織。搭配帶有酸甜滋味的鳳梨，健康又美味。

預防惱人的水腫

紅粉佳人果昔

材料

無花果……1 顆
→ 帶皮切成一口的大小。

覆盆子……45g

優格……1/4 杯

寡糖……1 小匙

作法

將所有材料放入調理機中攪拌均勻，即可享用。

99
kcal

point

無花果含有豐富的水溶性膳食纖維—果膠，能改善腸道環境。此外，亦含有鉀，可預防水腫。只要平日多食用，便能打造完美肌膚。

當形成皮下脂肪的脂肪細胞代謝不順時，體內的老廢物質及多餘水分就會蓄積並肥大化，此症狀即為「橘皮組織」，會阻礙血液及淋巴液的流動，影響腿部的外觀。建議多喝本篇介紹的蔬果昔，幫助消除惱人的橘皮。

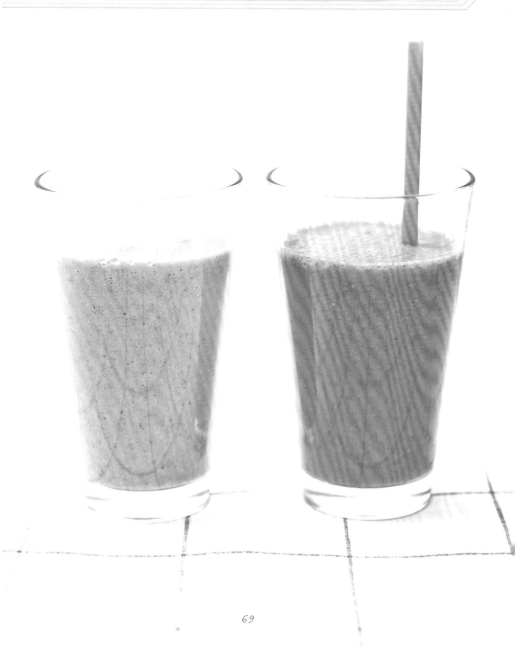

酪梨‧番茄‧檸檬

肌膚乾燥

補充肌膚的水分

酪梨營養果昔

材料

酪梨……1/4 顆
　　→ 去籽去皮後，切成適合入口的大小。

小松菜……1 株
　　→ 去除根部後，切成適合入口的大小。

香蕉……1/2 條
　　→ 去皮後，切成適合入口的大小。

牛奶……50ml

作法

將所有材料放入調理機中
攪拌均勻，即可享用。

145
kcal

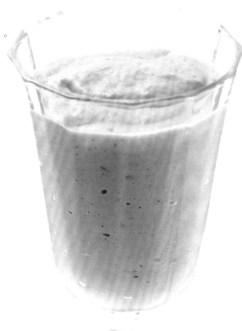

point

酪梨含有豐富的維生素
E，可改善血液循環；牛
奶則能補充維生素 B_2，
促進脂肪代謝，預防肥
胖。小松菜適合與香蕉共
同食用，可補充營養。

若想改善乾燥肌膚，必須先促進新陳代謝。除了具養顏美容功效的維生素 C 外，維生素 A 也能保護皮膚與黏膜組織；維生素 E 則能促進血液循環，提供細胞營養，只要均衡攝取，便能有效改善肌膚乾燥。此外，可多補充好油，如橄欖油、亞麻仁油等。

有效延緩肌膚老化

超抗氧蔬果昔

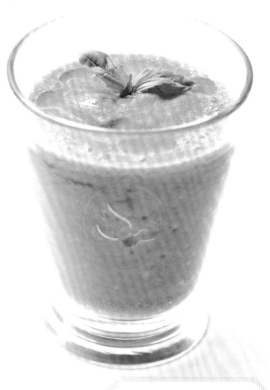

材 料

番茄……1 顆

→ 去除蒂頭後，切成適合入口的大小。

羅勒……2 片

檸檬……1/2 顆

→ 去皮後，切成適合入口的大小。

橄欖油……少許

作 法

除了橄欖油，將所有材料放入調理機中攪拌均勻，最後倒入杯中，淋上橄欖油，即可享用。

68 kcal

羅勒含有豐富的胡蘿蔔素，能將體內的維生素A有效轉化吸收，維持肌膚健康；番茄則富含茄紅素，具有抗氧化作用；橄欖油則能提供油分，使肌膚光滑明亮。

紅甜椒・番茄・檸檬

改善青春痘

讓肌膚更光滑細緻

酸甜番茄果昔

材料

番茄……1 顆
→ 去除蒂頭後，切成適合入口的大小。

紅甜椒……1/3 顆
→ 去除蒂頭與種籽後，切成適合入口的大小。

檸檬……1/4 顆
→ 去皮後，切成一口的大小。

作法

將所有材料放入調理機中攪拌均勻，即可享用。

65 kcal

point

甜椒含胡蘿蔔素，搭配番茄的茄紅素，能幫助治療青春痘。此外檸檬含維生素 C，能加速抗氧作用。

略苦卻回甘的好滋味

多 C 綠果昔

材料

蘋果……1/4 顆
→ 去核，帶皮切成適合入口的大小。

羽衣甘藍……1 大片
→ 切成適合入口的大小。

香蕉……1 條
→ 去皮，切成一口的大小。

檸檬……1/2 顆

作法

將所有材料放入調理機中，並加入適量冷水攪拌均勻即可。

也可用兩朵綠花椰菜，代替羽衣甘藍。

127 kcal

point

羽衣甘藍含有豐富的維生素 C、鈣、鎂、葉酸等營養素，再搭配帶有甜味的香蕉與蘋果，口感極佳。

壓力大、睡眠不足、生活習慣紊亂等，皆可能導致皮脂分泌過剩，進而堵塞毛孔，形成痤瘡、青春痘等問題。此外，長期便祕將使體內廢物增加，膚況變差。當膚況不佳時，不妨多喝本篇介紹的蔬果昔，由內而外，徹底改善膚質。

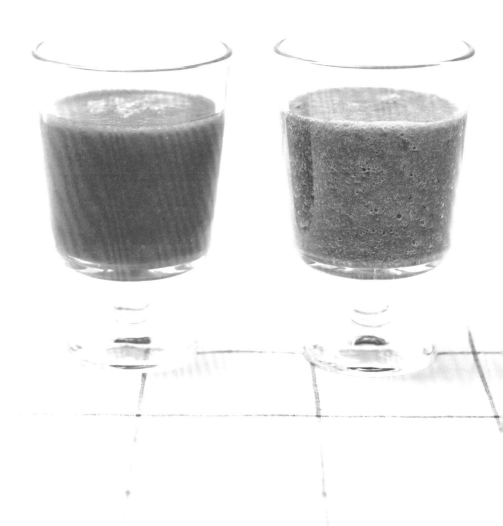

黑芝麻 · 豆漿 · 芒果

強健髮質

喝出健康髮質

黑芝麻健髮飲

材料

酪梨……1/3 顆

→ 去籽去皮後，切成
　適合入口的大小。

黑芝麻……1 小匙

豆漿……100ml

蜂蜜……1 小匙

作法

將所有材料放入調理機
中，攪拌均勻即可享用。

168
kcal

point

黑芝麻含有鐵與鈣，能維持
毛髮健康；酪梨則含維生素
E，可促進血液循環，將營
養送至頭皮各處。

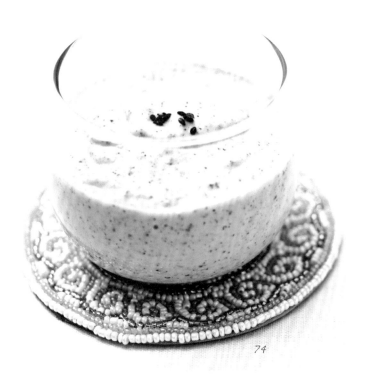

紫外線照射、吹風機的熱風、染燙髮等，皆是造成髮質受損的原因。為了讓毛髮常保健康與光澤，必須維持頭皮的血液循環順暢，才能將維生素與礦物質等營養素，順利傳遞至頭髮。因此，請多攝取能促進血液循環的維生素 E，找回光彩亮麗的烏黑秀髮吧！

打造光澤秀髮

楊枝甘露果昔

材 料

鳳梨……50g

→ 切成一口的大小。

芒果……1/4 顆

→ 去皮後，切成適合入口的大小。

香蕉……1/2 根

→ 去皮後，切成適合入口的大小。

椰奶……50ml

作 法

將所有材料放入調理機中，攪拌均勻即可。

119
k c a l

point

缺乏蛋白質是造成髮質乾燥分岔的原因之一，而鳳梨的蛋白質分解酵素，能幫助人體吸收蛋白質；芒果則含胡蘿蔔素，具有保持毛髮光澤水潤的功效。

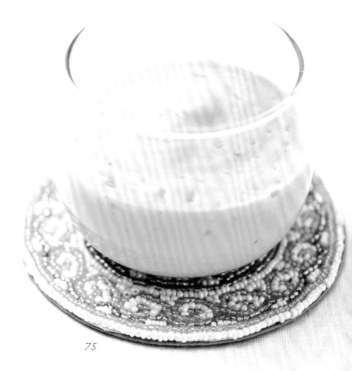

葡萄柚・石榴・豆腐

抗老美白

養顏美容

清除體內惱人的宿便

體內環保果昔

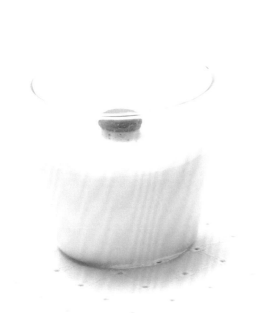

想要徹底抗老美白，必須從體內環保做起。建議平日可多攝取能幫助細胞抗氧化的多酚，及補充類似女性荷爾蒙的大豆異黃酮，幫助延緩身體老化。此外，消除便祕及去除體內多餘的壞膽固醇，也是抗老的重要關鍵之一。只要體內無宿便，自然年輕有活力。

材　料

嫩豆腐……30g

毛豆（水煮並去除豆莢）……40g

豆漿……100g

脫脂鮮奶……4 小匙

作　法

將所有材料放入調理機中攪拌均勻，即可享用。

148
kcal

point

豆腐含有大豆異黃酮，能促進體內的新陳代謝，滋潤肌膚。此外，亦含有皂苷，是一種苦味成分，可預防細胞氧化，達到抗老功效。

適合女性的天然保養品

石榴多酚果昔

材料

石榴……1/4 顆

⟶ 去皮後，將果粒取出。

葡萄柚……1 顆

⟶ 去皮後，切成適合入口的大小。

寡糖……1 小匙

作法

將所有材料放入調理機中攪拌均勻，即可享用。

How to

如何正確切石榴？

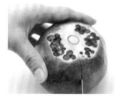

01

先切除石榴上方的蒂頭，再以水果刀鋒抵於其外皮，均勻地畫上刀痕。

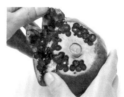

02

將手指放入切有刀痕的位置，並將外皮剝開，此時果粒會自然掉落，建議在下方擺放容器盛接，較方便省事。

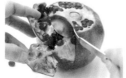

03

以湯匙將果粒撥出，即可開始製作蔬果昔。

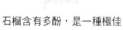

point

石榴含有多酚，是一種極佳的抗老成分；葡萄柚含維生素 C，具有美白作用，同時飲用，有效美白抗老。

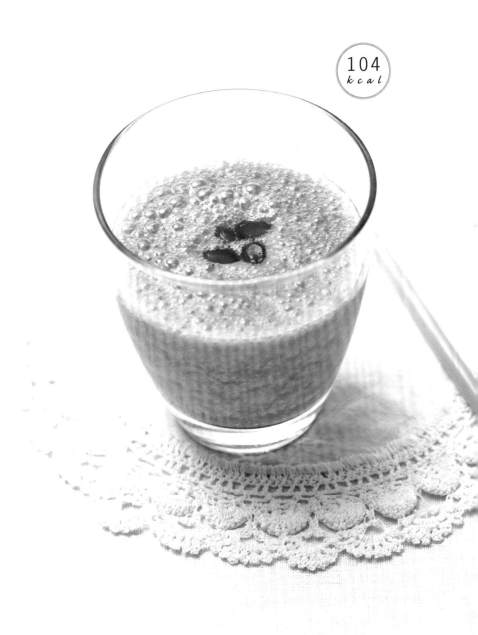

7 天打造逆齡奇肌的
美顏蔬果昔

本篇將介紹提升女性健康與魅力的7日食譜，包括富含各式維生素的水果，
及調整女性荷爾蒙的豆漿等，能促進體內的新陳代謝，找回美麗與健康。

提升女人味的 6 大食材

Ⓐ 紅葡萄柚

含維生素 C 及水溶性膳食纖維、果膠和鉀，有助排出體內的老廢物質，促進新陳代謝。

Ⓑ 香蕉

富含胡蘿蔔素、維生素 B_1、B_2、C，其中，維生素 B_1 對肌膚有極佳的美容和保濕功效。此外，熟透、外皮略帶斑點的香蕉，抗氧效果更顯著。

Ⓒ 鳳梨

含胡蘿蔔素，可促進新陳代謝，滋潤肌膚。此外，亦含有豐富的維生素 B_6、C，有助於膠原蛋白生長，達到預防黑斑和雀斑的功效。

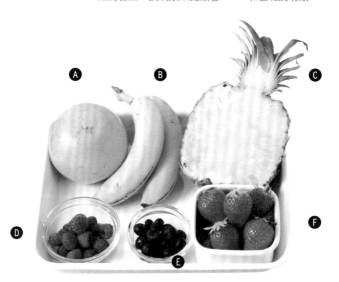

Ⓓ 覆盆子

富含植物纖維、維生素 C、鉀。近來有研究顯示，內含的覆盆子酮有極佳的燃脂功效。

Ⓔ 藍莓

除了含有護眼的花青素外，亦具有促進膠原蛋白生長、養顏美容、抗老化等多重功效。

Ⓕ 草莓

100 克的草莓含有 60 毫克的維生素 C，營養相當豐富。不僅有益膠原蛋白的生長，亦能預防黑色素沉澱，淡化黑斑與雀斑，有效明亮肌膚。

製作 7 天美顏蔬果昔的材料

草莓……21 顆	藍莓……60 克
香蕉……2 小根	覆盆子……160 克
鳳梨……1/2 顆	豆漿……200 毫升
紅葡萄柚……1 顆	寡糖……適量

每天需要的分量…

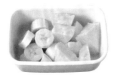

Mon
香蕉……1 小根
鳳梨……100 克

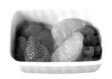

Tue
紅葡萄柚……1/2 顆
草莓……7 顆
覆盆子……20 克

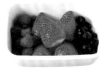

Wed
草莓……7 顆
藍莓……30 克
覆盆子……30 克

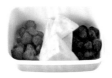

Thu
香蕉……1 小根
覆盆子……50 克
豆漿……100 毫升
寡糖……2 小匙

Fri
草莓……7 顆
覆盆子……30 克
豆漿……100 毫升
寡糖……2 小匙

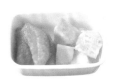

Sat
鳳梨……100 克
紅葡萄柚……1/2 顆

Sun
鳳梨……100 克
藍莓……30 克
覆盆子……30 克

美味小叮嚀

❶ 若是使用兩種以上的水果製作果昔，可先將水分含量較少的水果冷凍保存，讓成品更具濃稠口感。

❷ 需加入豆漿或果汁的果昔，建議先將水果預先製成冷凍食材，並在半解凍的狀態下放進調理機，以免水分過多，影響口感。

Mon

香蕉鳳梨果昔

材 料

香蕉……1 小根

→ 去皮後，切成一口的大小。

鳳梨……100 克

→ 切成適合入口的大小。

做 法

將所有材料放入調理機中
攪拌均勻，即可享用。

103
k c a l

Tue

紅柚甜果昔

材 料

紅葡萄柚……1/2 顆

→ 去皮，切成一口的大小。

草莓……7 顆

→ 清洗乾淨，去除蒂頭備用。

覆盆子……20 克

做 法

將所有材料放入調理機中
攪拌均勻，即可享用。

83
k c a l

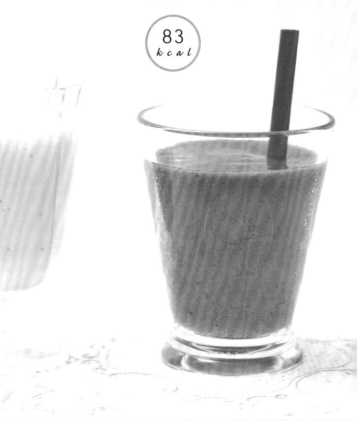

雙莓果昔

材 料

草莓……7 顆

   → 清洗乾淨，去除蒂頭備用。

藍莓……30 克

覆盆子……30 克

做 法

將所有材料放入調理機中
攪拌均勻，即可享用。

62 *kcal*

覆盆子豆漿

材 料

香蕉……1 小根

   → 去皮後，切成適合入口的大小。

覆盆子……50 克

豆漿……100 毫升

寡糖……2 小匙

作 法

將所有材料放入調理機中
攪拌均勻，即可享用。

140 *kcal*

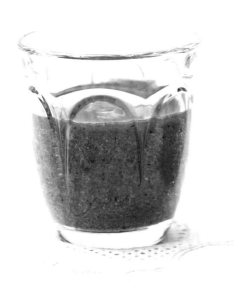

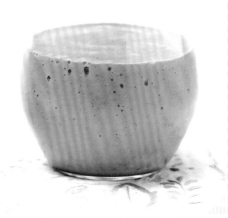

Fri

草莓豆乳飲

材 料

草莓……7 顆

→ 清洗乾淨，去除蒂頭備用。

覆盆子……30 克

豆漿……100 毫升

寡糖……2 小匙

作 法

將所有材料放入調理機中
攪拌均勻，即可享用。

116
k c a l

Sat

鳳梨紅柚果昔

材 料

鳳梨……100 克

→ 切成適合入口的大小。

紅葡萄柚……1/2 顆

→ 去皮後，切成適合入口的大小。

作 法

將所有材料放入調理機中
攪拌均勻，即可享用。

91
k c a l

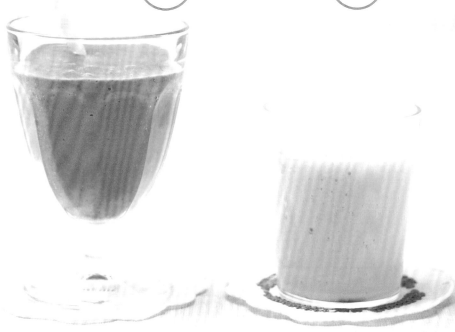

好心情莓果昔

材 料

鳳梨……100 克
→ 切成適合入口的大小。
藍莓……30 克
覆盆子……30 克

作 法

將所有材料放入調理機中
攪拌均勻,即可享用。

78
kcal

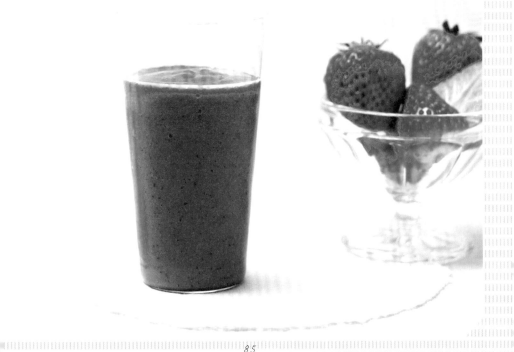

減肥瘦身

肥胖是人們永遠的煩惱，過度節食又容易造成營養不良或心理壓力，導致身心亮紅燈。因此，不妨透過飲用蔬果昔，避免過度進食，同時補充不足的營養，輕鬆擁有飽足感與曼妙身材。

幫助瘦身的 4 大營養素

膳食纖維

減肥時，非常容易便祕，建議均衡攝取水溶性和非水溶性膳食纖維，保持腸道暢通，自然就會瘦。

建議食材 ▶ 鳳梨、芹菜

茄紅素

常見於番茄和甜椒等紅色蔬果中，能抑制血糖快速上升，具有代謝脂肪的功效，避免贅肉囤積。

建議食材 ▶ 番茄、甜椒

維生素 B 群

可促進體內新陳代謝，及幫助食物分泌能量、促進脂肪燃燒，是身體不可或缺的重要營養素。

建議食材 ▶ 酪梨、香蕉

維生素 E

具有抗氧化作用，可抑制食欲，產生飽足感。此外，也能刺激瘦體激素的分泌，達到減重效果。

建議食材 ▶ 甜椒、青花菜

這些症狀也能喝！

調整體質 ▶ p.88

淨化排毒 → p.92

減少肌餓感 → p.94

野菜瘦身果昔

材 料

香蕉……中等大小 1/2 根

　→ 去皮後，切成適合入口的大小。

青江菜……3 大片

　→ 切成一口大小的片狀。

現榨葡萄柚汁……50 毫升

作 法

將所有材料放入調理機中
攪拌均勻，即可享用。

60
kcal

point

同時含有香蕉的養分、青
江菜的胡蘿蔔素，及葡萄
柚的維生素 C，只要每天
飲用一杯，就能輕鬆打造
曼妙身材。

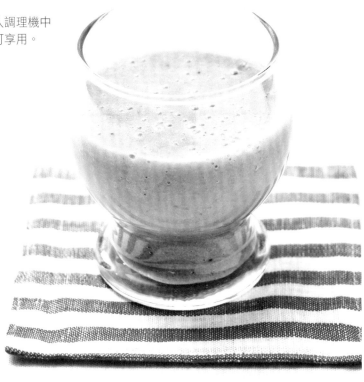

鳳梨・蓮藕・番茄

調整體質

減肥瘦身

三高者的最佳飲品

降血糖果昔

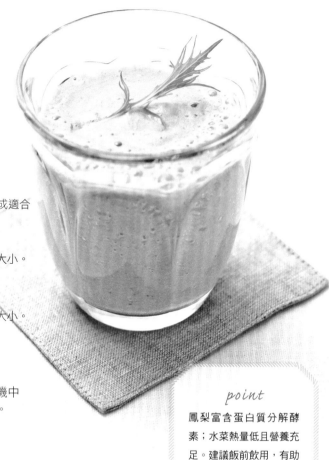

材料

水菜……1 束

→ 去除根部後，切成適合
入口的大小。

鳳梨……80 克

→ 切成適合入口的大小。

檸檬……1/4 顆

→ 去皮後，
切成適合入口的大小。

優格……1/4 杯

作法

將所有材料放入調理機中
攪拌均勻，即可享用。

123
kcal

point

鳳梨富含蛋白質分解酵
素；水菜熱量低且營養充
足。建議飯前飲用，有助
抑止血糖快速上升。

暴飲暴食、攝取過多卡路里時，不僅容易造成脂肪堆積，還會引起高膽固醇及血糖飆升等有害疾病。因此，平日可積極攝取膳食纖維，幫助排出壞膽固醇，打造不易發胖的健康體質。

排出體內的老廢物質

白柚纖體果昔

材料

葡萄柚……1/2 顆
→ 去皮，切成一口大小。

蓮藕……2/3 節
→ 去皮，分段切成一口大小。

寡糖……2 小匙

作法

將所有材料放入調理機中攪拌均勻，即可享用。

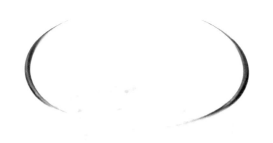

107 kcal

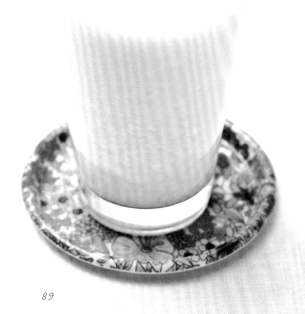

point
葡萄柚含膳食纖維；蓮藕含黏蛋白，皆能代謝體內的壞膽固醇，淨化身體。

幫助燃燒多餘脂肪
超燃脂果昔

材料

番茄……1 顆

→ 去除蒂頭後，
切成適合入口的大小。

覆盆子……45 克

作法

將所有材料放入調理機中
攪拌均勻，即可享用。

46
kcal

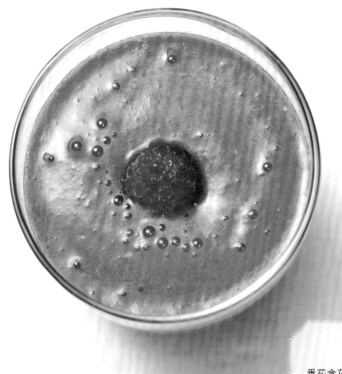

point

番茄含茄紅素，有降低血
糖的功效；覆盆子的酮則
與辣椒的辣椒素功能相
似，有助燃燒脂肪。

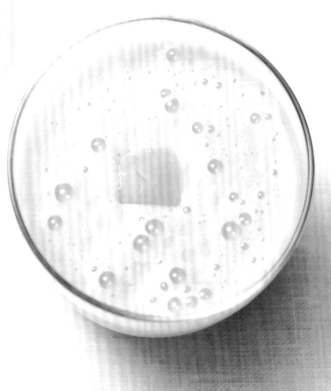

point

黃甜椒能增加體內的好膽固醇；鳳梨則含豐富的膳食纖維，可代謝壞膽固醇，調節體內膽固醇的好壞比例，維持最佳的平衡狀態。

超好喝的微酸滋味

夏日纖果昔

材 料

黃甜椒⋯⋯1/4 顆

→ 去除蒂頭和籽後，
　切成適合入口的大小。

鳳梨⋯⋯100 克

→ 切成適合入口的大小。

優格⋯⋯1/4 杯

蜂蜜⋯⋯1 小匙

作 法

將所有材料放入調理機中攪拌均勻，即可享用。

113
kcal

蘋果・洋蔥・芹菜

淨化排毒

最天然的排毒飲品

蘋果排毒飲

材 料

蘋果……1/2 顆

　→ 去核，帶皮切成一口的大小。

洋蔥……1/4 顆

　→ 去皮，切成一口大小，
　　再放入滾水汆燙，取出
　　後瀝乾水分備用。

檸檬……1/2 顆

　→ 去皮後，切成適合
　　入口的大小。

優格……1/4 杯

作 法

將所有材料放入調理
機，攪拌均勻即可。

148
kcal

point

洋蔥含有大量的槲皮酮，
能吸附體內的有害物質並
排出體外；蘋果和優格則
可有效維護腸道健康。

日常生活中，我們常不自覺攝取過多有害物質，導致毒素長年積存於體內，危害身體健康而不自知。建議多攝取具有排毒和淨化作用的營養素，以提升身體的代謝力。只要每天喝一杯排毒蔬果昔，便可幫助代謝多餘的有害物質。

材 料

番茄……1 顆

→ 去除蒂頭後，切成一口的大小。

芹菜……1/2 束

→ 去除葉子後，切成一口的大小。

檸檬……1/2 顆

→ 去皮後，切成一口的大小。

作 法

將所有材料放入調理機中攪拌均勻，即可享用。

54
kcal

快速解身體的毒

西芹解毒果昔

point

番茄含硒，是一種生成解毒蛋白質的成分，可中和有害物質，提高身體的解毒力。芹菜內的纖維亦可幫助排毒，清除宿便，淨化身體。

嫩豆腐・酪梨・香蕉

減少肌餓感

熱量低卻營養充足

酪梨飽足果昔

材 料

酪梨……1/4 顆

→ 去皮去籽後，切成
適合入口的大小。

嫩豆腐……50 克

脫脂奶粉……4 小匙

寡糖……1 小匙

作 法

將所有材料放入調理
機，攪拌均勻即可。

132 kcal

point

酪梨含油酸，可幫助代
謝、加速燃脂；豆腐的
卡路里低，其所含的大
豆卵磷脂，可降低體內
的壞膽固醇。

爆肝熬夜者必喝！

保肝蔬果昔

材 料

香蕉……1 根

→ 去皮後，切成適合
入口的大小。

青花菜芽……1/2 包

→ 清洗後將根部去除。

豆漿……50 毫升

作 法

將所有材料放入調理
機，攪拌均勻即可。

103 kcal

point

香蕉和豆漿的熱量低，可
快速獲得飽足感；青花菜
芽則可促進肝臟運作，提
升排毒力。

減肥最忌過度節食，若再加上膳食纖維攝取不足，容易造成便祕，毒素累積，導致營養不良及體力下降，越減越肥。建議除了慎選減肥方法外，亦可多攝取低熱量、高營養的食材，降低飢餓感，克服減肥難關。

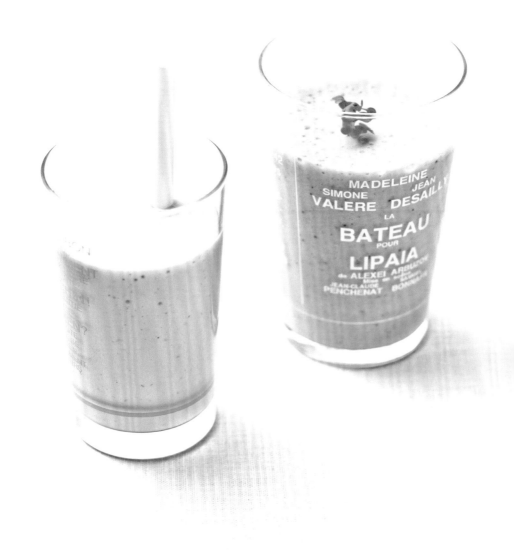

婦女疾病

女性多半有手腳冰冷、水腫、貧血等不適症狀,而更年期障礙、生理期不適等問題,更容易導致血液循環不良、營養失調、女性荷爾蒙減少等。因此,本篇將介紹可有效改善上述問題的蔬果飲,讓各位女性朋友重拾美麗與健康。

改善女性健康的 4 大營養素

大豆異黃酮

是一種多酚物質,與女性荷爾蒙、雌激素的作用相似,可改善因年齡增長、荷爾蒙減少所造成的身心問題。

建議食材 ▶ 豆漿、豆腐

鐵質

製造紅血球的主要元素,可預防貧血。女性在生理期和懷孕時,容易流失鐵質,只要積極補充,便可保持好氣色。

建議食材 ▶ 堅果、黃綠色蔬菜

維生素 E

是女性不可缺少的維生素,甚至被喻為「回春營養素」。能有改善血液循環,達到抗氧化、抗老的功效。

建議食材 ▶ 南瓜、酪梨

膳食纖維

膳食纖維不足時,會造成腸道阻塞,產生便祕、手腳冰冷、下肢水腫、暈眩等各種不適症狀。

建議食材 ▶ 穀物、豆類

這些症狀也能喝!

手腳冰冷 → p.98　更年期障礙 → p.106

四肢水腫 → p.102　生理期不適 → p.108

暈眩貧血 → p.104

最天然的補血飲品

草莓補鐵果昔

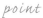
材 料

草莓……7 顆

→ 清洗乾淨後，將蒂去除備用。

香蕉……半根

→ 去皮後，切成適合入口的大小。

豆漿……100 毫升

脫脂奶粉……2 小匙

作 法

將所有材料放入調理機中攪拌均勻，即可享用。

136
kcal

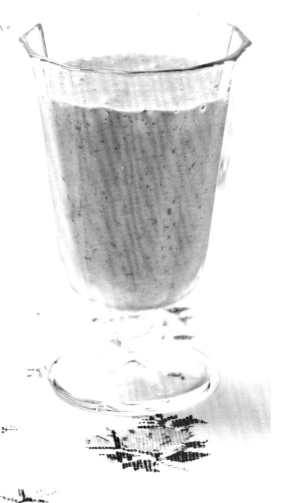

馬鈴薯・南瓜・青蔥

手腳冰冷

促進血液循環

熱馬鈴薯牛奶

材 料

青蔥……1/3 根
　→ 切成適合入口的大小。

馬鈴薯……1/2 顆
　→ 去皮後,切成一口的大小。

牛奶……100 毫升

鹽……少許

作 法

❶ 將青蔥和馬鈴薯清洗乾淨,稍微浸泡於水中,使其保持溼潤,再加熱至熟。

❷ 將所有材料放入調理機中,並加入適量牛奶攪拌均勻,再倒入鍋中或微波爐加熱,即可享用。

131
kcal

point

青蔥含二烯丙硫醚,可溫補身體,適合加熱飲用,味道更甘甜,同時可緩和其辛辣味;馬鈴薯可讓口感更濃稠,增加飽足感。

女性的體質相較於男性較陰寒，若無法讓身體經常保持溫熱，會引起許多隱性疾病。因此，飲用以溫補食材製作的溫熱蔬果飲，可由內而外溫暖身體，促進血液循環，改善手腳冰冷、體寒的症狀。

有效抵抗流感病毒
綠花椰補體飲

材 料

綠花椰菜……1/4 棵
　→ 連同菜梗，
　　切成適合入口的大小。

馬鈴薯……1/2 顆
　→ 去皮後切成一口的大小。

牛奶……100 毫升

鹽……少許

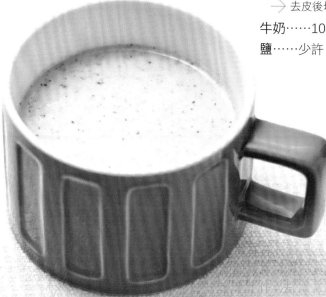

point

綠花椰菜富含胡蘿蔔素，能刺激末梢微血管，促進血液循環。此外，亦含有豐富的維生素 C，可預防感冒。

作法

❶ 馬鈴薯清洗乾淨，稍微浸泡於水中使其保持溼潤，再加熱至熟。

❷ 將所有材料放入調理機中攪拌均勻，再倒入鍋中或微波爐加熱，即可享用。

138
kcal

幫助補充女性荷爾蒙

熱南瓜暖胃飲

材 料

南瓜……100 克
　→ 切成一口的大小。
豆漿……100 毫升
鹽……少許

作 法

❶ 南瓜清洗乾淨，稍微浸泡於水中，使其保持溼潤，再加熱至熟。

❷ 將所有材料放入調理機攪拌均勻，再倒入鍋中或微波爐加熱即可。

139
kcal

point

南瓜含維生素 E，可改善手腳冰冷，亦含有鉀、維生素 B 群及維生素 C，能預防水腫；豆漿則含大豆異黃酮則，能補充女性荷爾蒙。

安定神經，緩和情緒

熱百合安神飲

材 料

百合根……1/2 顆
　→ 剝除外皮後，清洗乾淨備用。
山藥……2 公分
　→ 去皮，切成一口的大小。
牛奶……100 毫升
鹽……少許

作 法

將鹽以外的材料，全部放到調理機中，攪拌至濃稠狀，再倒入鍋中或以微波爐加熱。飲用前加入適量的鹽調味，即可享用。

212
kcal

point

百合根是深受大眾喜愛的漢方藥材，具有預防感冒和安定精神的功效；山藥則可溫補身體，並含豐富的膳食纖維，可改善便祕，效果顯著。

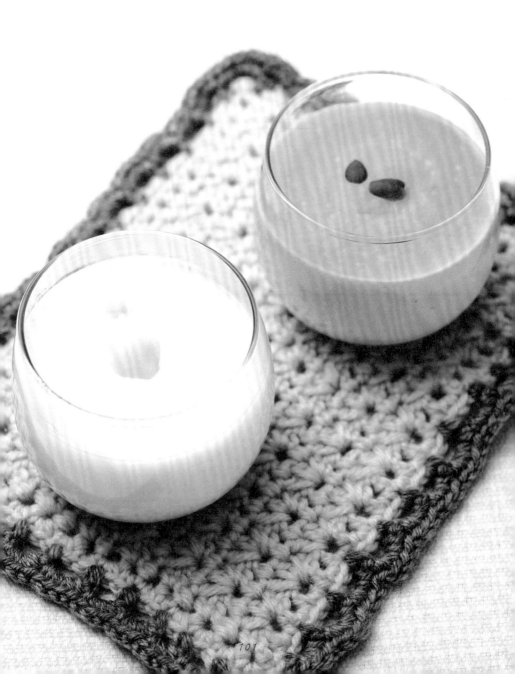

哈密瓜・紅豆・香蕉

四肢水腫

幫助消腫利尿

日式紅豆利尿飲

材料

市售紅豆餡……30 克
嫩豆腐……50 克
豆漿……100 毫升
醃櫻花瓣……2 瓣（可不加）
　→ 先泡水，去除鹽分後備用。

作法

將所有材料放入調理機中
攪拌均勻，即可享用。

123
kcal

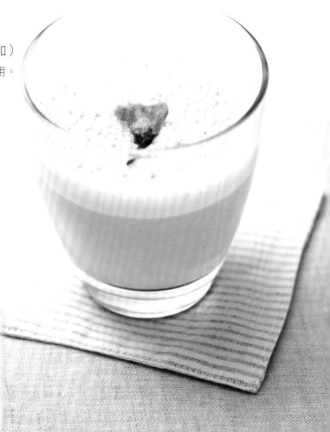

婦女疾病

point

紅豆含皂素及多酚，前者可
改善四肢水腫；後者具有抗
老化作用。豆腐則含大豆異
黃酮，可平衡體內的荷爾
蒙，改善循環。

早上起來後，是否感覺四肢浮腫呢？或是每到傍晚就感到雙腿無力，做什麼都提不起勁？造成水腫的原因多為體質太寒、鹽分攝取過多、運動不足、荷爾蒙失衡等。因此，只要營養充足，養成運動習慣，即可有效改善。

比甜點更美味！

甜瓜香蕉果昔

point

哈密瓜和香蕉皆含有豐富的鉀，可代謝體內的多餘鹽分，改善水腫。此外，紅肉哈密瓜含有胡蘿蔔素，可保護肌膚，養顏美容。

材 料

哈密瓜……100 克
→ 切成一口的大小。

香蕉……1 根
→ 去皮，
切成一口的大小。

作 法

將所有材料放入調理機，攪拌均勻即可。

119
kcal

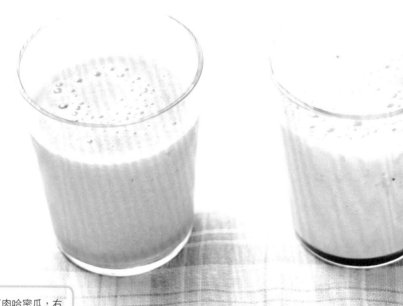

左圖使用紅肉哈密瓜，右圖則使用一般的哈密瓜，任選一種製作即可。

甜菜根 · 黑棗乾 · 蘋果

暈眩貧血

最天然的補鐵飲品

甜菜根補血飲

材 料

甜菜根……20 克
→ 使用甜菜根時，要先過水汆燙 3 次。

香蕉……半根
→ 去皮後，切成適合入口的大小。

鳳梨……100 克
→ 切成適合入口的大小。

檸檬汁……2 小匙

作 法

將所有材料放入調理機中攪拌均勻，即可享用。

100 *kcal*

準媽媽的最愛！

黑棗優格飲

材 料

黑棗乾……2 顆
→ 去籽，洗淨後瀝乾備用。

蘋果……1/3 顆
→ 去核後，帶皮切成適合入口的大小。

優格……1/4 杯

寡糖……2 小匙

作 法

將所有材料放入調理機中攪拌均勻，即可享用。

188 *kcal*

當供給體內氧氣的血紅素不足時，就會引起貧血。女性在生理期、懷孕、生產時，特別容易因鐵質不足，導致疲勞、暈眩、頭昏眼花等症狀。只要補充適量的蛋白質，並搭配鐵和鋅等礦物質，提升吸收力，便可預防貧血。

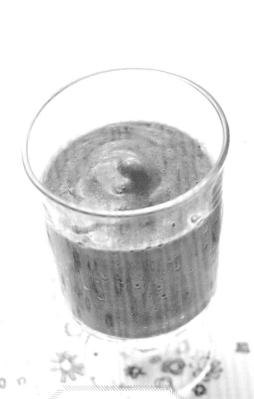

point

甜菜根的營養價值高，含有豐富鐵質，易於吸收。此外，也包含可生成紅血球的葉酸，能改善貧血症狀。

point

黑棗含有鐵質、維生素和礦物質，建議搭配蘋果和優格一同食用，可加速鐵質吸收，效果更顯著。

嫩豆腐·石榴·藍莓

更年期障礙

維持體內的荷爾蒙穩定

黑糖豆漿飲

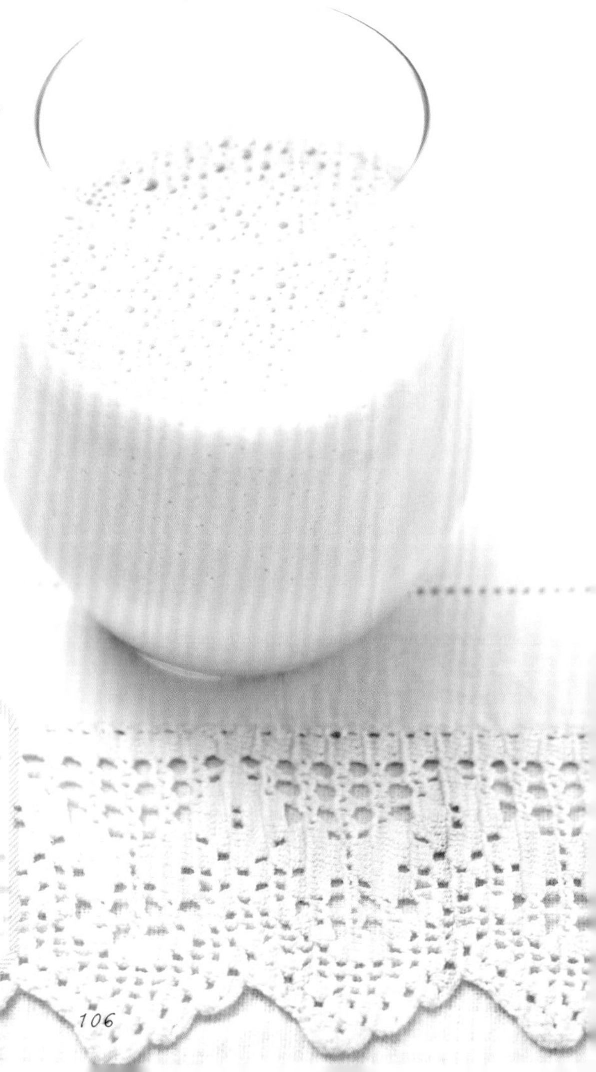

材料

香蕉……1/3 根
　→ 去皮後，切成適合入口的大小。

嫩豆腐……50 克
豆漿……100 毫升
黃豆粉……4 小匙
黑糖……2 小匙

作法

將所有材料放入調理機中攪拌均勻，即可享用。

158
kcal

point

以大豆製成的豆腐和豆漿，含有豐富的大豆異黃酮；同樣以大豆製成的黃豆粉，也含有相同成分。即將邁入更年期的女性，可積極攝取上述食材，以維持體內荷爾蒙的穩定。

女性進入更年期後，會因女性荷爾蒙減少，導致燥熱潮紅、情緒不穩、頭暈、失眠等症狀。此時，可多攝取含有大豆異黃酮的食物，調節荷爾蒙缺少的狀態，以減少更年期的不適，穩定情緒。

打造逆齡美肌
活顏藍莓優格飲

材 料

石榴……1/3 顆
→ 去皮後，將果粒取出。

藍莓……50 克

優格……1/2 杯

作 法

將所有材料放入調理機中攪拌均勻，即可享用。

108
kcal

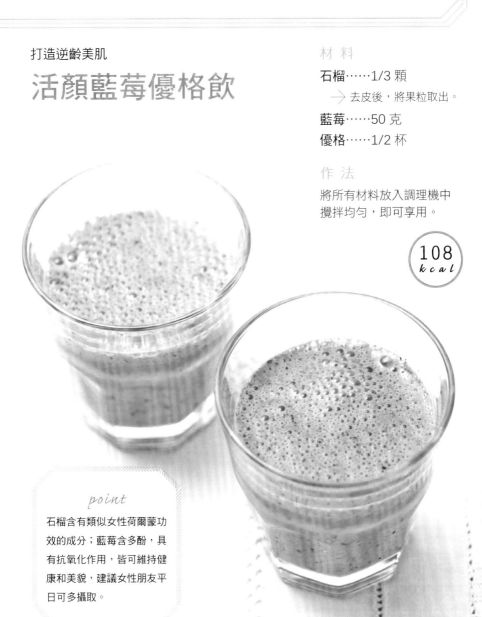

point

石榴含有類似女性荷爾蒙功效的成分；藍莓含多酚，具有抗氧化作用，皆可維持健康和美貌，建議女性朋友平日可多攝取。

葡萄柚・蘋果・牛奶

生理期不適

生理痛時必喝！
熱甜菜根牛奶

材 料

甜菜根……30 克
> → 使用甜菜根時，
> 要過水氽燙 3 次。

馬鈴薯……1 顆
> → 去皮後，
> 切成適合入口的大小。

牛奶……100 毫升

鹽、胡椒……少許

作 法

❶ 馬鈴薯清洗乾淨，稍微
浸泡於水中使其保持溼
潤，再加熱至熟。

❷ 將所有材料放入調理機
攪拌均勻，再倒入鍋中
或微波爐加熱，最後加
入適量的鹽和胡椒提
味，即可享用。

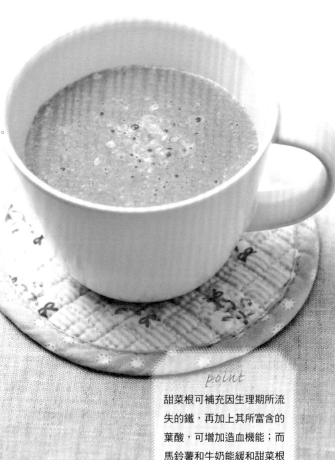

184
kcal

point

甜菜根可補充因生理期所流
失的鐵，再加上其所富含的
葉酸，可增加造血機能；而
馬鈴薯和牛奶能緩和甜菜根
的獨特氣味，使口感更好。

女性生理期時，容易出現下腹部疼痛、焦躁、頭痛、嘔吐等症狀。體質寒冷、血液循環較差者，其不適症狀會更嚴重。這時，不妨飲用一杯溫熱的蔬果飲吧！可有效改善血液循環，緩解身體不適。

改善體質寒冷

茗荷香柚果昔

材 料

茗荷……1 顆

蘋果……1/4 顆

　　→ 去核，帶皮切成一口的大小。

葡萄柚……1/2 顆

　　→ 去皮後，切成適合入口的大小。

作 法

將所有材料放入調理機中
攪拌均勻，即可享用。

80
kcal

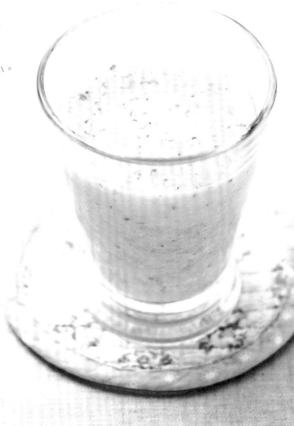

point

茗荷可改善生理痛和生理不
順等症狀。此外，其獨特的
味道能促進血液循環和消化
機能，改善腸胃健康。

7 道改善小病痛的
對症蔬果昔

本篇針對各種常見疾病,介紹可緩解症狀和補充營養的健康蔬果昔。
身體略感不適時,只要喝一杯對症蔬果昔,就可改善大病小痛。

提神醒腦

草莓和葡萄的甜味來自於內含的葡萄糖,可直接轉化成腦部所需
的養分與能量。製作時,不需使用水果刀,特別適合忙碌的上班
族或學生,只要在出門前飲用,便可快速補充早晨所需的能量。

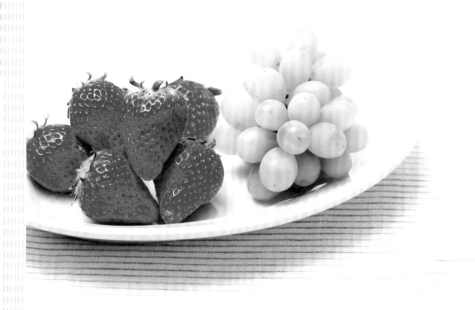

草莓活腦果昔

材 料

草莓……6 顆

　→ 去除蒂頭，清洗乾淨備用。

無籽葡萄……25 顆

　→ 清洗乾淨，連皮使用。

寡糖……1 小匙

作 法

將所有材料放入調理機中
攪拌均勻，即可享用。

99
k c a l

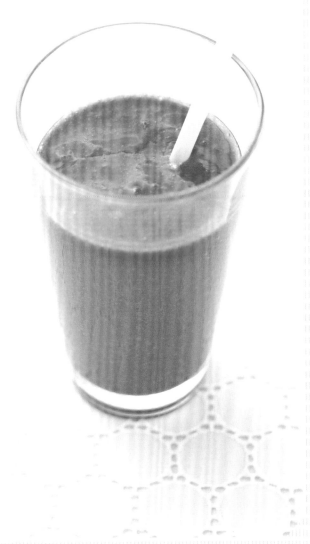

預防宿醉 & 解酒

生薑含薑油，可促進膽汁分泌，加速酒精分解；
柿子含酸澀的單寧成分，有助分解造成宿醉的乙醛。
搭配富含維生素 C 的葡萄柚，口感更佳。

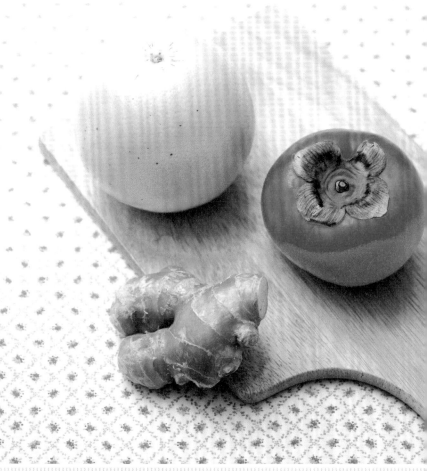

甜柿解酒果昔

材 料

柿子……1/2 顆

　→ 去皮去籽後，切成一口的大小。

葡萄柚……2/3 顆

　→ 去皮後，切成適合入口的大小。

作 法

將所有材料放入調理機中
攪拌均勻，即可享用。

94
kcal

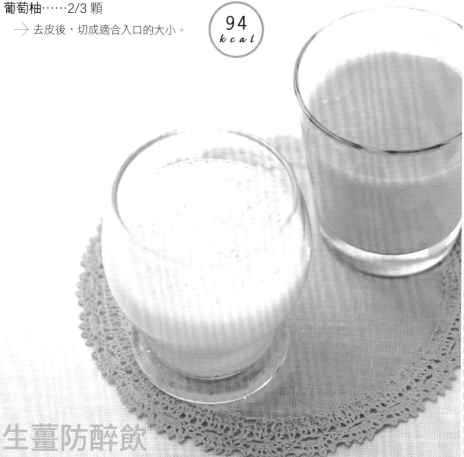

生薑防醉飲

材 料

生薑……1 小節

　→ 清洗乾淨，將皮去除。

葡萄柚……2/3 顆

　→ 去皮後，切成適合入口的大小。

作 法

將所有材料放入調理機中
攪拌均勻，即可享用。

56
kcal

補充膳食纖維

常吃外食者，必須多補充新鮮蔬果。木瓜和鳳梨各含有不同的蛋白質分解酵素，有助消化肉類或魚類等食物。由於這兩種食物酵素皆不耐高溫，因此特別適合製成蔬果昔，可避免營養流失。

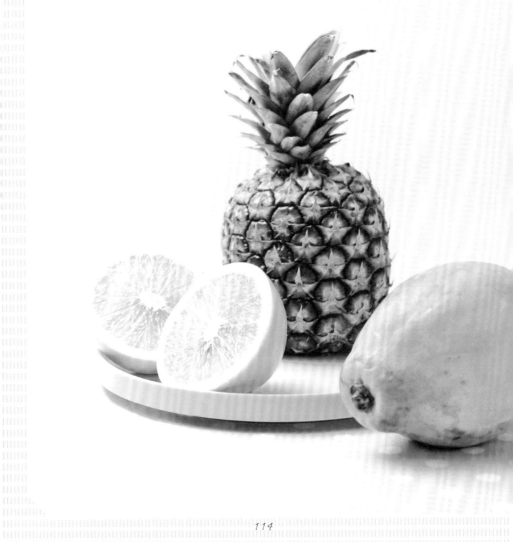

天然酵素果昔

材　料

木瓜……1/3 顆

→ 去皮去籽，切成一口的大小。

鳳梨……100 克

→ 切成適合入口的大小。

葡萄柚……1/3 顆

→ 去皮後，切成一口大小。

作　法

將所有材料放入調理機中攪拌均勻，即可享用。

110
k c a l

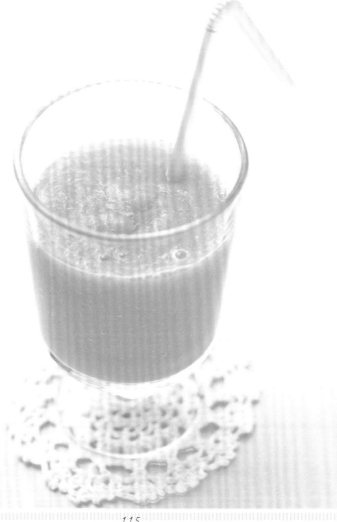

調整腸胃機能

高麗菜含維生素 U，可保護和修復胃腸黏膜，改善因過度飲食而疲乏的腸胃。蘋果含果膠，可強健胃部；薄荷的主成分為薄荷醇，可紓緩心情，達到放鬆腸胃的功效。

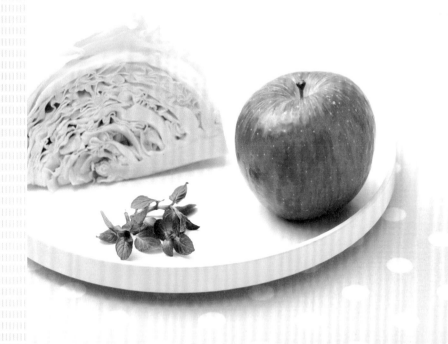

高麗菜護胃果昔

材 料

高麗菜……100 克

→ 切成適合入口的大小。

蘋果……1/2 顆

→ 去核,帶皮切成適合入口的大小。

薄荷……5 克

寡糖……1 小匙

作 法

將所有材料放入調理機中,再倒入適量冷水攪拌均勻,即可享用。

104
kcal

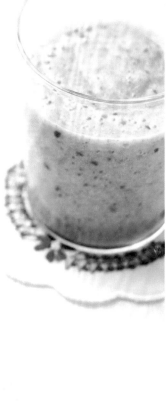
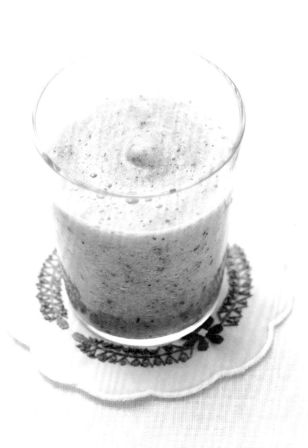

改善肌肉痠痛

香蕉含有屬於單醣類的果糖和葡萄糖,可迅速化為人體所需的養分與能量。檸檬含檸檬酸,可幫助恢復疲勞,快速補充因運動流失的養分,消除身體與肌肉的痠痛。

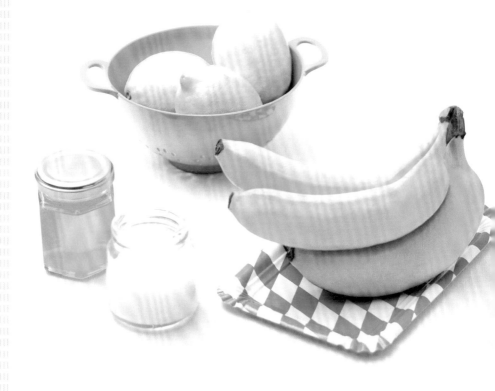

香蕉大力士

材料

香蕉……1 根
　　→ 去皮後，切成適合入口的大小。
檸檬……1/2 顆
　　→ 去皮後，切成適合入口的大小。
優格……1/2 杯
蜂蜜……2 小匙

將所有材料放入調理機中
攪拌均勻，即可享用。

205
kcal

消除口臭

番茄含茄紅素,可保持口腔健康;昆布也有預防口臭的功效。
此外,梅乾含檸檬酸,同樣具有除臭殺菌的效果;紫蘇的獨特
香味,可促進唾液或胃液分泌,滋潤口腔,預防口臭。

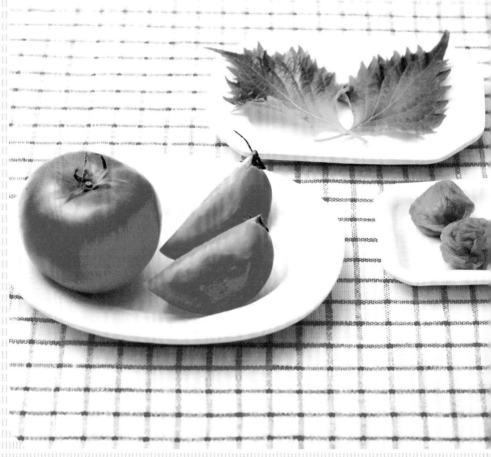

番茄紫蘇飲

材料

番茄⋯⋯1 顆
　→ 去除蒂頭，切成一口的大小。

紫蘇⋯⋯2 片

梅乾⋯⋯1 顆
　→ 去籽後備用。

昆布⋯⋯2 克

作法

將所有材料放入調理機中
攪拌均勻後，即可享用。

36
k c a l

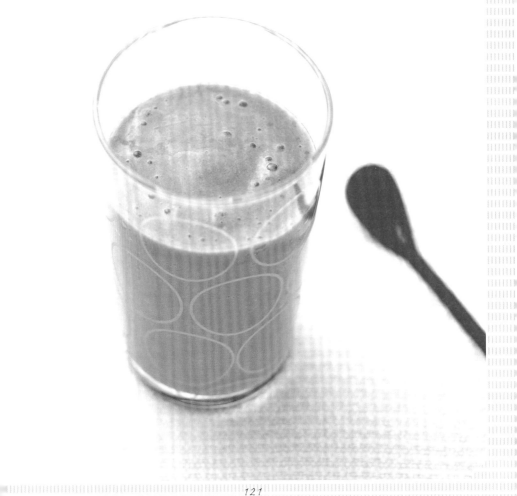

PART2

apple

活用當季食材！
最新鮮的
17 道美味蔬果飲

本章將介紹不同蔬果的清洗和處理方式，並搭配一道蔬果飲，
讓讀者能活用當季盛產的蔬果，方便又實用。

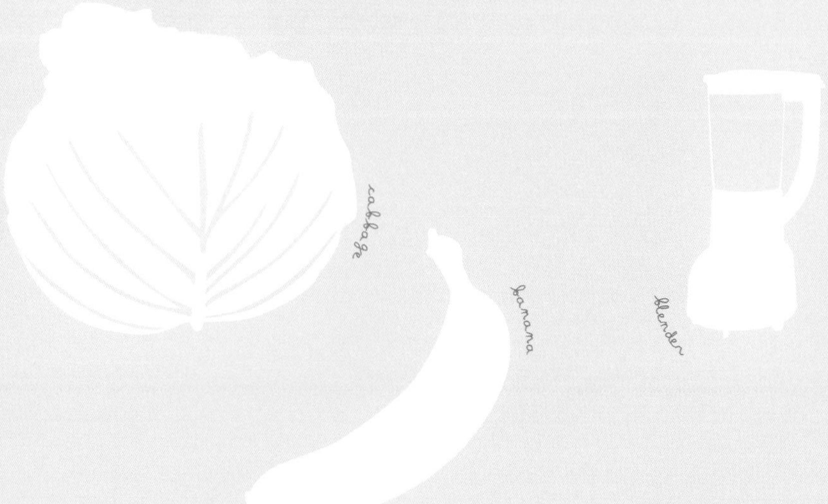

cabbage

banana

blender

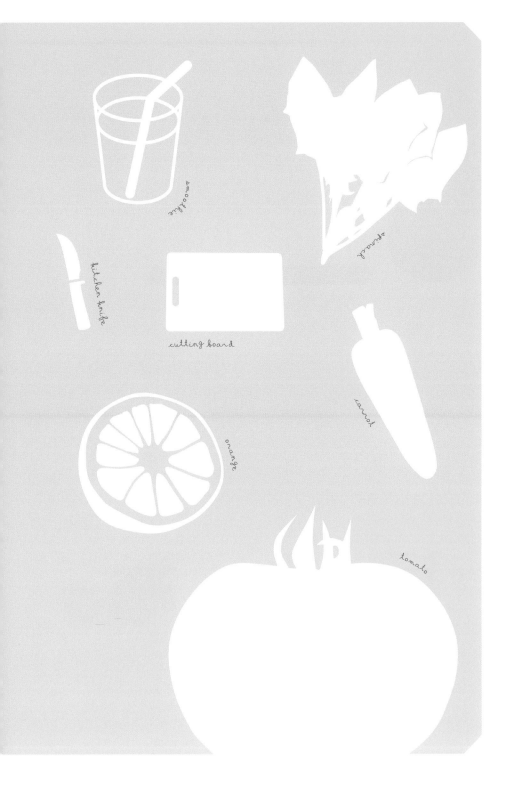

smoothie

spinach

kitchen knife

cutting board

carrot

orange

tomato

番茄

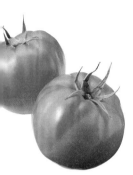

番茄是四季盛產的蔬果，可直接食用，亦可運用在各式料理中。夏季是番茄最美味的時期，因為此時陽光充足，番茄熟成度佳，甜分和營養價值皆很高。近來更有許多降低水分含量、提升甜度的改良品種，可依個人口味喜好，進行挑選。

營養成分與功效

茄紅素

番茄富含一種名為「茄紅素」的類胡蘿蔔素，具有抗氧化作用，可去除造成老化的活性氧，並預防生活習慣病。

胡蘿蔔素

具有預防動脈硬化、老化、癌症等抗氧化作用。被人體吸收後，會轉變成維護黏膜和肌膚健康的維生素 A。

維生素 C

當胡蘿蔔素轉化成維生素 A 後，會和維生素 C 相輔相成，發揮更強大的抗氧作用，有效抗斑，預防感冒。

如何正確切番茄？

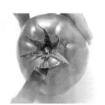 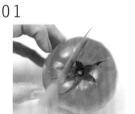

01

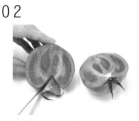

02

使用一整顆番茄時，請先以水果刀沿著蒂頭外圍切割，再用刀鋒去除蒂頭。

只需使用半顆時，記得連蒂頭也切成一半。請使用鋒利的水果刀，較容易進行。

在蒂頭周圍切一個 V 字形，取下蒂頭。盡量个要切掉太多果肉，以免浪費。

逆齡番茄飲

番茄含充足水分，適合搭配各式食材；
草莓滋味甘甜，與番茄搭配飲用，風味絕佳。

材 料

番茄……1 顆

→ 去除蒂頭，切成
　適合入口的大小。

草莓……10 顆

→ 去除蒂頭，
　洗淨後備用。

作 法

將所有材料放入調理機
中攪拌均勻，即可享用。

78
kcal

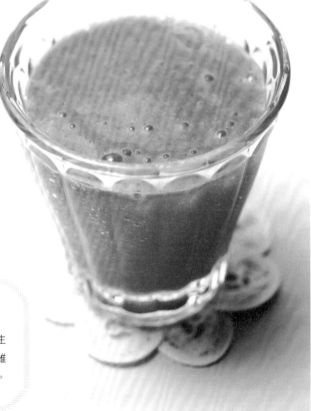

point

番茄富含茄紅素和維生
素；草莓則含有豐富的維
生素 C，皆可美化肌膚。

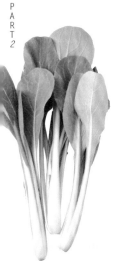

小松菜

小松菜又名日本油菜，富含各種維生素 A 及鈣、磷、鐵、菸鹼酸等，營養價值高。其原來是冬季的蔬菜，因溫室栽培技術，目前四季皆可生產。此外，因其味道清淡，不具苦澀味，非常適合製成蔬果昔。

營養成分與功效

鈣質

小松菜的鈣質含量是菠菜的 5 倍，為蔬菜界的冠軍，亦可鞏固骨骼及牙齒，是預防骨質疏鬆的主要成分。

胡蘿蔔素

其胡蘿蔔素含量遠高於菠菜，被人體吸收後，會轉化成維生素 A，保護皮膚和黏膜，亦可預防動脈硬化、癌症和細胞老化等問題。

膳食纖維

小松菜含有大量的膳食纖維，是消除便祕的重要營養素。此外，膳食纖維也可抑制血糖飆升、預防大腸癌和糖尿病等疾病。

如何正確切小松菜？

01

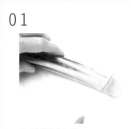

先將根部去除。

02

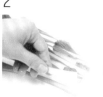

根底部的凹凸處容易沾上泥土，務必記得用清水洗淨。

03

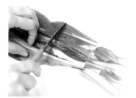

切成適合入口的大小，莖葉要平均分配，不可浪費。

綠色大地

小松菜沒有苦澀味，搭配蘋果及檸檬，
可調出清爽且略帶酸味的蔬果昔。

材料

小松菜……1 株

→ 去除根部後，
切成適合入口的大小。

蘋果……1/4 顆

→ 去核，連皮切成適合入
口的大小。

檸檬……1/2 顆

→ 去皮，切成適合入口的
大小。

寡糖……2 小匙

作法

將所有材料放入調理機中
攪拌均勻，並加入適量冷
水調和，即可享用。

86 kcal

point

小松菜的膳食纖維豐富；
蘋果含果膠，具有整腸作
用。兩者相互搭配，可快
速消除便祕，清除宿便。

胡蘿蔔

胡蘿蔔營養豐富，且四季皆盛產，是實用且方便的食材。近年來，胡蘿蔔的品種已大幅改良，降低一般人不喜歡的獨特氣味，更好入口。市面上販售許多已削皮的品種，清洗乾淨後，便可直接使用。

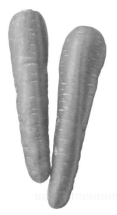

營養成分與功效

胡蘿蔔素

據說英文的 Carrot（胡蘿蔔）源於 Carotene（胡蘿蔔素）一詞，具有抗氧作用，可抑制活性氧，減緩細胞老化的速度。

膳食纖維

胡蘿蔔富含非水溶性膳食纖維，會在腸道內膨脹，藉以刺激便意，促進排便。此外，亦可代謝壞膽固醇和排除體內毒素。

鉀

可代謝體內多餘的鹽分，增加可降低血壓的酵素，預防中風高血壓等心血管疾病，亦可改善水腫和虛冷體質。

如何正確切胡蘿蔔？

01

將胡蘿蔔洗淨並削皮。

02

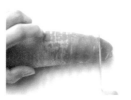

從頂端開始切，每段間距要相同。若使用高瓦數的調理機，胡蘿蔔可不用切塊，直接放入即可。

03

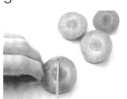

胡蘿蔔的質地偏硬，建議切成小塊，以縮短製作時间。

香橙戀人

搭配各式橙色食材，包括微酸的柳橙和甜甜的芒果，可中和胡蘿蔔特有的氣味。

材 料

胡蘿蔔……1/3 根

→ 洗淨後，切成適合入口的大小。

柳橙……1/2 顆

→ 去皮後，切成適合入口的大小。

芒果……1/3 顆

→ 切成合入口的大小。

檸檬汁……2 小匙

作 法

將所有材料放入調理機，攪拌均勻即可。

99 kcal

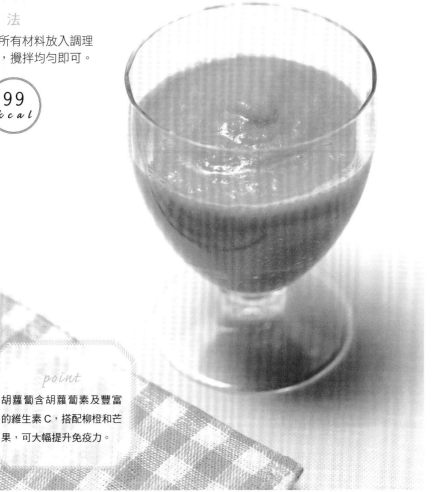

point

胡蘿蔔含胡蘿蔔素及豐富的維生素 C，搭配柳橙和芒果，可大幅提升免疫力。

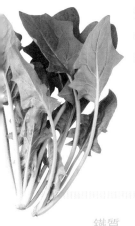

菠菜

菠菜的盛產季是 1、2 月，其口感甘甜扎實，是黃綠色蔬菜的代表，富含維生素、礦物質等營養素。分為葉片較薄，可直接生吃的沙拉菠菜；及葉片較厚、甜度較高的抗寒菠菜。

營養成分與功效

鐵質

是菠菜最具代表性的營養成分。女性因生理期易缺鐵，而每 100 公克的菠菜，其鐵質含量與牛肝相等，預防貧血的效果非常好。

維生素 K

可穩定骨骼中的鈣質，也具有凝血功效，是人類不可或缺的營養素。肉類和魚類中只含微量的維生素 K，水果則完全不含。

維生素 C

屬於水溶性營養素，冬季生產的菠菜，其含量較多，適合製成蔬果昔，具有養顏美容及提升免疫力的功效。

如何正確切菠菜？

01

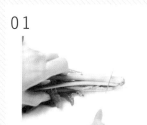

去除根部，若不喜歡菠菜的苦澀味，可先過水氽燙。

02

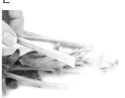

菠菜根部容易殘留泥土，務必以清水沖洗乾淨。

03

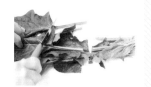

切成適合入口的大小。若使用高瓦數的調理機，不用切太細，直接放入即可。

材 料

菠菜……1 株

→ 去除根部後，切成適合入口的大小。

香蕉……1/2 根

→ 去皮後，切成適合入口的大小。

酪梨……1/3 顆

→ 去皮去籽後，切成適合入口的大小。

豆漿……100 毫升

作 法

將所有材料放入調理機中
攪拌均勻，即可享用。

179
kcal

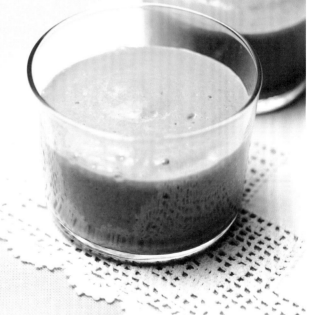

菠菜水手

使用菠菜搭配香蕉，口感滑順美味。
酪梨口感濃郁，可增加飽足感。

point

菠菜的苦味源自一種名為「草酸」的成分，雖然大量攝取草酸容易產生結石，但在煮沸過程中，該成分會流失，因此建議使用「煮熟的菠菜」製作。

高麗菜

高麗菜含有豐富的膳食纖維、維生素及礦物質，適合製成各式美味料理。根據不同季節、產地，高麗菜的口感也略有不同，冬季清甜、夏季脆口，價格便宜且容易取得，是一年四季都能享用的美味。

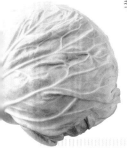

營養成分與功效

維生素C

高麗菜富含維生素C，不同部位的含量有些許差異，如顏色深的外側葉片含量最多，再來是接近菜心周圍的位置，依序遞減。

維生素U

維生素U可改善胃潰瘍和十二指腸潰瘍，亦可保護和修復受損的胃部和十二指腸黏膜，使腸胃更健康。

異硫氰酸鹽

是高麗菜特殊且重要的成分，能有效抑制癌細胞。十字花科的蔬菜多含此成分，以高麗菜的含量最多。

如何正確切高麗菜？

01

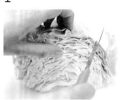

高麗菜的外部和內部營養含量不同，切的時候需特別注意，內外要平均使用。

02

務必切成適合入口的大小，以確保可將高麗菜完全打至細碎狀。

03

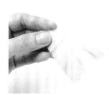

盡量切成均等大小，一片約5公分長。

高麗菜鳳梨飲

高麗菜略帶苦味，適合以鳳梨調和滋味，
再加入優格，可讓口感更豐富濃稠。

材 料

高麗菜……70 克

　→ 切成適合入口的大小。

鳳梨……70 克

　→ 切成適合入口的大小。

檸檬汁……2 小匙

優格……1/4 杯

作 法

將所有材料放入調理機中
攪拌均勻，即可享用。

87
kcal

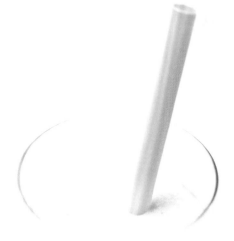

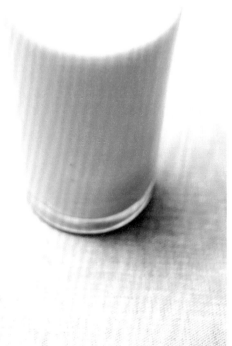

point

高麗菜含維生素 U，有益
胃部，再加入含有乳酸菌
的優格，及膳食纖維豐富
的鳳梨等，可有效消除便
祕，整腸排毒。

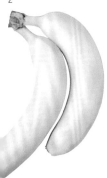

香蕉

香蕉的營養豐富，甚至有「神奇水果」的美名。一年四季皆盛產，價格平穩。帶有黑色斑點的熟成香蕉，其多酚含量較豐富，適合製成蔬果昔，也適合當作運動後的營養補給品。

營養成分與功效

醣類

香蕉含有蔗糖、葡萄糖、果糖等多種醣類，可長時間維持體能。葡萄糖經小腸吸收轉化後，會成為大腦唯一的能量來源。

維生素 B 群

香蕉含維生素 B_1、B_6、菸鹼酸等有益代謝的維生素 B 群。當醣類與蛋白質轉化為能量後，會與維生素 B 群相互作用，發揮最大功效。

鉀

香蕉的含鉀量高，可排出血液中的多餘鹽分。只要積極攝取，便能有效降低血壓，預防心血管疾病等問題。

如何正確切香蕉？

01

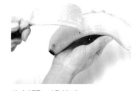

先剝開一邊的皮。

02

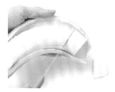

不要將果肉完全剝下，在香蕉皮裡切成適合入口的大小後，可直接放入調理機，衛生又不沾手。

03

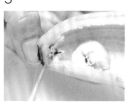

底部的黑色部分有苦味，請記得用水果刀去除，以免影響口感。

黃金香蕉果昔

營養爽口的黃金組合，可當作早餐飲用，
讓你元氣滿點，飽足感十足。

材料

香蕉……1 根
→ 去皮後，切成適合入口的大小。
牛奶……100 毫升
煉乳……1 小匙

作法

將所有材料放入調理機中
攪拌均勻，即可享用。

171
kcal

point

加入牛奶和煉乳後，可補
足香蕉所缺少的鈣質，幫
助攝取營養。

蘋果

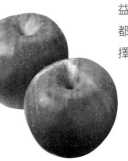

屬於溫帶地區的水果，產季多在秋天。不過現今的儲藏技術日新月益，秋天收成的蘋果放到隔年夏天販賣依舊新鮮，因此，一年四季都能享用到美味新鮮的蘋果。蘋果的品種繁多，可依個人喜好，選擇不同的酸味和甜味比例。

營養成分與功效

果膠

屬於水溶性膳食纖維的一種，進入腸內會吸收多餘物質排出體外，可改善便祕。此外，亦有增加腸內乳酸菌和調整腸道的功效。

多酚

蘋果含有大量多酚，能抑制活性含氧物和細胞氧化，可預防不良習慣所造成的疾病，達到延緩老化、養顏美容的功效。

有機酸

蘋果富含蘋果酸、檸檬酸等有機酸，有助於腸胃健康和消除疲勞，並具有殺菌作用，可抑制腸內壞菌，調整體內環境。

如何正確切蘋果？

01

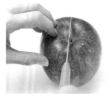

清洗乾淨後，用水果刀切成兩半。

02

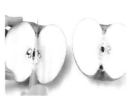

從中間再切成四等分。

03

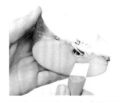

用水果刀在果心處切 V 字形去核，帶梗的凹陷處容易因雨水等髒汙殘留，請確實一併去除。

蘋果優格飲

口感酸甜溫潤，大人小孩都喜歡。加入少許檸檬，風味更佳。

蘋果……1/2 顆

　　→ 去核，帶皮切成一口的大小。

優格……1/4 杯

檸檬……1/4 顆

　　→ 去皮，切成一口的大小。

蜂蜜……2 小匙

作 法

將全部材料放進調理機中攪拌均勻，完成後倒入杯內，再淋上蜂蜜即可。

161
kcal

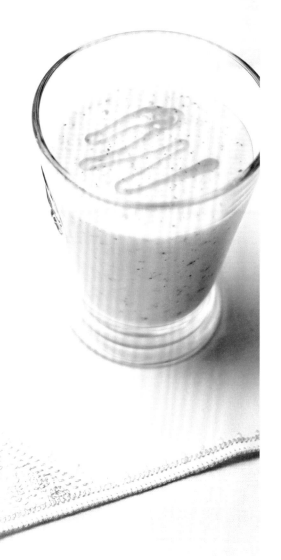

point

果膠有整腸作用，再搭配富含乳酸菌的優格，可有效預防便祕。

柳橙

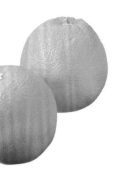

在台灣，柳橙的產地主要分佈在雲嘉南地區，盛產期在冬季，價格低廉，容易購買。柳橙酸甜多汁且熱量低，富含各種營養素，是百利而無一害的優良水果。

營養成分與功效

維生素 C

柳橙富含維生素 C，食用半顆柳橙即補足一日所需，可預防感冒。同時預防肌膚和細胞老化，青春駐顏。

胡蘿蔔素

胡蘿蔔素被人體吸收後會轉化成維生素 A，可保護視網膜、口鼻黏膜、肌膚毛髮等。同為柑橘類的檸檬就缺乏此成分，這也是柳橙的特別之處。

烯

柑橘類特有的芳香成分，有益神經系統的運作，進而達到紓壓放鬆的效果，也具有降血壓的作用。

如何正確切柳橙？

01

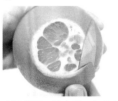

去除蒂頭，將水果刀切入果皮和果肉間，用畫圓的方式將果皮去除。

02

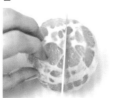

去皮後切成兩半，皮內的白絲也含有多酚，可稍微保留些，一起使用。

03

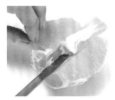

在中心切 V 字形，去掉纖維較粗的白絲，再切成適合入口的大小。

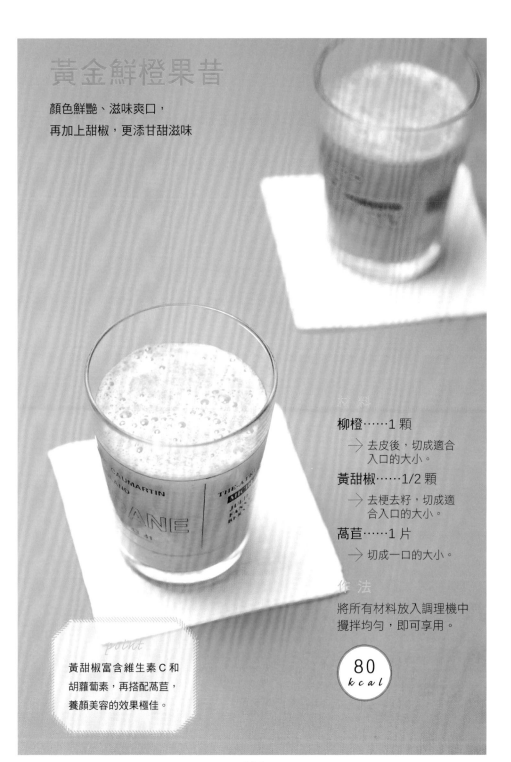

黃金鮮橙果昔

顏色鮮艷、滋味爽口，
再加上甜椒，更添甘甜滋味

材料

柳橙……1 顆

→ 去皮後，切成適合入口的大小。

黃甜椒……1/2 顆

→ 去梗去籽，切成適合入口的大小。

萵苣……1 片

→ 切成一口的大小。

作法

將所有材料放入調理機中攪拌均勻，即可享用。

point

黃甜椒富含維生素 C 和胡蘿蔔素，再搭配萵苣，養顏美容的效果極佳。

80
kcal

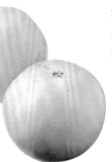

葡萄柚

葡萄柚的來源多為進口,每一季的產地皆不同,是一整年都能享用的美味。依果肉顏色不同,分為白肉葡萄柚或紅肉葡萄柚等品種,可依個人喜好挑選。

營養成分與功效

維生素 C

一顆葡萄柚的維生素 C 含量,大約可補足每日所需的 7 成維生素 C。葡萄柚的糖分比其他水果少,非常適合減肥中的人食用。

果膠

葡萄柚的皮、膜、白絲和柳橙一樣,富含膳食纖維,具有抗氧化、整腸、降低壞膽固醇的功效。

柚苷

具有分解脂肪、預防高血壓的作用。但是,此成分會引起部分藥物的副作用反應,食用前要特別注意。

如何正確切葡萄柚?

01

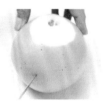

去除蒂頭,用水果刀沿著表皮輕輕切線,再徒手剝下外皮,取出果肉。

02

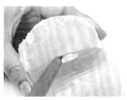

將果肉切半,以處理柳橙的方式去除中間較粗的纖維(可參考 P138),再用水果刀去籽。

03

切開薄膜,取出果肉,盡量不要擠出果汁,避免減少可食用的分量。

香柚奇異果飲

葡萄柚……2/3 顆

　→ 去皮後，切成適合
　　入口的大小。

奇異果……1/2 顆

　→ 去皮後，切成適合
　　入口的大小。

寡糖……2 小匙

含酸味，可提神醒腦，
怕酸的人可自行調整甜度。

作 法

先將奇異果打成果汁備
用，再將葡萄柚和寡糖放
入調理機中，打成濃稠狀
後，加入奇異果汁，略微
攪拌，即可享用。

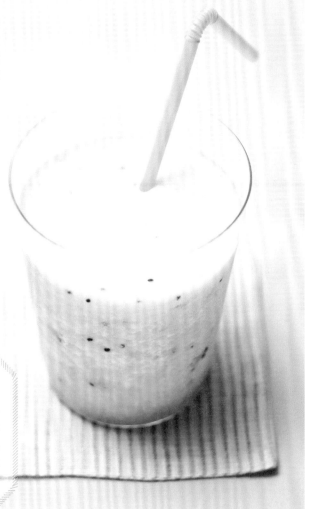

(100)
k c a l

point

葡萄柚和奇異果皆含有豐
富的維生素 C。但是，過
度攪拌奇異果，飲品會產
生苦味，建議快完成時再
加入即可。

春
Spring

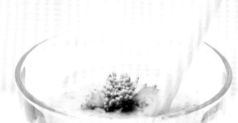

美顏油菜花果昔

這是可完整攝取油菜花營養的蔬果昔，
香蕉和蘋果則能減少油菜花的苦味。

材 料

油菜花……4 株
→ 切成適合入口的大小。

香蕉……1 根
→ 去皮後，切成適合入口
的大小。

蘋果……1/5 顆
→ 先去核，帶皮切成適合
入口的大小。

檸檬……1/4 顆
→ 去皮後，切成適合入口
的大小。

作 法

將所有材料放入調理機中
攪拌均勻，即可享用。

113
kcal

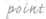

point

油菜花富含維生素 C 和胡
蘿蔔素，可恢復肌膚彈性，
養顏美容。搭配營養的香蕉
食用，則可完整攝取身體一
日所需的養分。

低卡櫻桃優格

色彩繽紛，充滿春天的溫暖氣息。
加入些許檸檬汁，可提高櫻桃的甘甜滋味。

材 料

櫻桃……15 顆
　→ 去籽並清洗乾淨。

優格……1/2 杯

檸檬汁……2 小匙

寡糖……2 小匙

作 法

將所有材料放入調理機中
攪拌均勻，即可享用。

> 櫻桃可先去籽，再放入
> 冰箱冷藏，需要時便能
> 立即使用，方便快速。

136
k c a l

> *point*
> 櫻桃含山梨醇，是一種醣
> 類，可預防蛀牙。這種物
> 質不易在體內轉化成體脂
> 肪，因此，減肥者也可安
> 心享用。

西瓜蜜桃果昔

西瓜的甜味清爽，水蜜桃口感濃郁，皆適合打成蔬果昔。西瓜含豐富水分，在酷熱的夏季飲用，相當消暑解渴。

夏

Summer

材 料

西瓜……100 克

→ 去皮去籽後，切成一口的大小。

水蜜桃……1/2 顆

→ 去皮去籽，再切成一口的大小。

作 法

將所有材料放入調理機中攪拌均勻，即可享用。

69
kcal

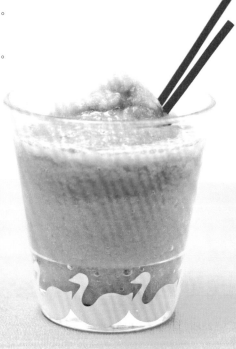

point

西瓜含鉀，可代謝鹽分；亦含有瓜胺酸，是一種胺基酸，具有促進血液循環、改善陰冷體質及水腫等功效。

退火苦瓜飲

炎炎夏日，最適合來一杯苦瓜飲，
其獨特的苦澀成分，能預防中暑。

材　料

苦瓜……1/2 根

→ 去籽去絲，再切成適合
　入口的大小。

鳳梨……100 克

→ 切成適合入口的大小。

檸檬……1/2 顆

→ 去皮後，切成適合入口
　的大小。

蜂蜜……適量

作　法

將所有材料放入調理機中
攪拌均勻，再依個人喜
好，加入適量的蜂蜜提
味，即可享用。

116
k c a l

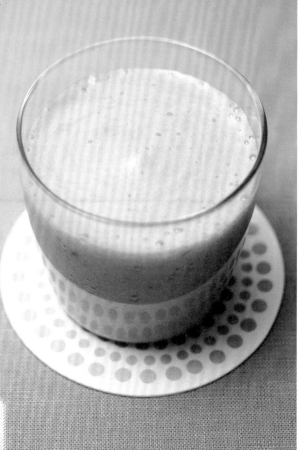

苦瓜獨特的苦味來自苦瓜
蛋白，具有保護胃腸黏
膜、增加食欲、降低膽固
醇等功效。

秋
Autumn

紫色夢幻雙果昔

充滿秋季風情的色彩,只要是將攪拌好的西洋梨沿著杯緣倒入,即可製造層次。

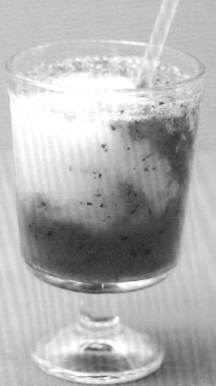

材 料

西洋梨……1 顆

→ 去皮去籽,再切成適合入口的大小。

無籽葡萄……10 顆

作 法

先將葡萄放入調理機中攪拌均勻,倒入杯中。再將調理機洗淨,放入西洋梨攪拌至泥狀取出,倒入杯中即可享用。

105
kcal

可先將西洋梨放在室溫下,待其熟透後再食用,風味更佳。

point

西洋梨含有可消除疲勞的天門冬胺酸;葡萄則含抗氧化多酚,其中又以果皮的含量最豐富。

甜柿營養奶昔

柿子的營養均衡，多吃無害且有益身心健康，加上牛奶，會產生如冰淇淋般的奇妙口感。

材 料

柿子⋯⋯1/2 顆
→ 去皮去籽，再切成適合入口的大小。

牛奶⋯⋯100 毫升

蜂蜜⋯⋯2 小匙

作 法

將所有材料放入調理機中攪拌均勻，即可享用。

152
kcal

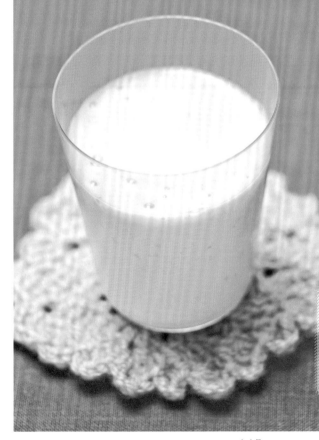

point

每顆柿子皆含維生素 C，可補充人體一日所需的分量；其苦澀的單寧成分能代謝酒精、緩解宿醉。

冬
Winter

低脂橘子優格

橘子是冬季盛產的水果,搭配個人喜好的果醬調味,
便可完整補足一日所需的營養。

材　料

橘子……2 顆
　→ 去皮,再分成 4 等分。

低脂優格……1/4 杯
杏仁果醬……1 大匙

作　法

將所有材料放入調理機中
攪拌均勻,即可享用。

149
kcal

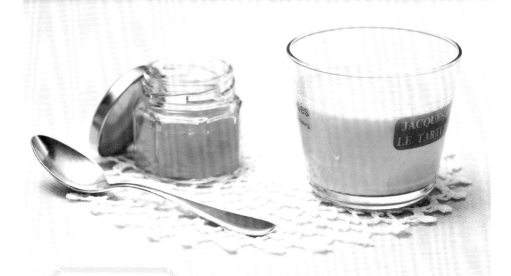

point

橘子含有一種名為「隱黃
素」的類胡蘿蔔素,具有
抑制癌症的功效。

可先將橘子剝皮再冰凍,
需要時再取出;果醬則可
依個人喜好挑選。

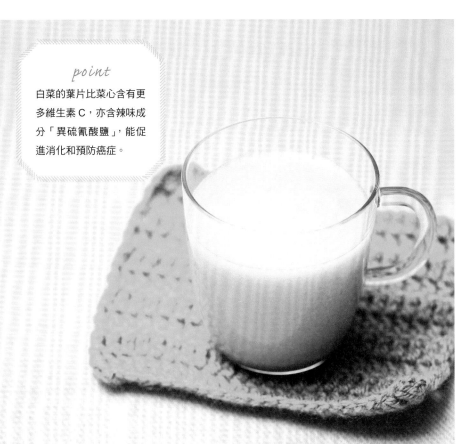

> *point*
> 白菜的葉片比菜心含有更多維生素 C，亦含辣味成分「異硫氰酸鹽」，能促進消化和預防癌症。

清爽香柚果昔

白菜搭配葡萄柚相當對味，再加上柚子清爽的迷人滋味，非常適合用來製成蔬果昔。

材料

白菜……100 克
　→ 切成適合入口的大小。

葡萄柚……1/2 顆
　→ 去皮後，切成適合入口的大小。

柚子汁……1 大匙

柚子皮……5 克

作法

將所有材料放入調理機中攪拌均勻，即可享用。

60
kcal

美味UP！
20種提升口感的好食材

● 6種增加甜味的食材 ●

▶ 寡糖

增加腸內益生菌

寡糖為腸內益生菌的營養來源，可調整腸道環境，
改善便祕和下痢的症狀，亦具有提升免疫力和預防
癌症等功效。此外，熱量比砂糖低是一大特點。

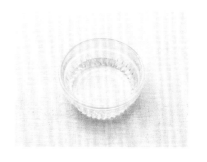

▶ 蜂蜜

消除疲勞、降低血壓

蜂蜜富含維生素、礦物質、酵素及可代謝體內鹽分
的鉀。此外，亦含有葡萄糖和果糖，可快速轉化為
能量，有助消除疲勞，恢復體力。

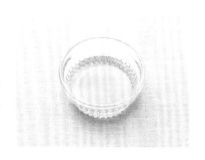

▶ 煉乳

可代替牛奶的營養

煉乳是由牛奶提煉而成，營養價值極高，含有豐富
的鈣質。牛奶中的乳糖可促進腸道蠕動，改善便
祕。但煉乳的糖分較高，建議酌量使用。

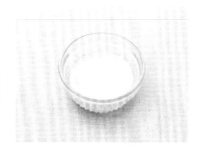

製作蔬果飲時，可加入少許調味料，使口感更豐富。因此，本篇將介紹20種適合加入飲品的副食材，各位不妨自行調整水分與甜度，享受製作蔬果飲的樂趣！

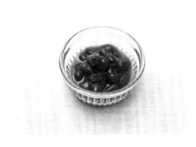

▶ 紅豆餡

富含女性需要的營養

由紅豆製成，含膳食纖維及皂素，前者可改善便祕；後者能消除水腫。紅豆餡適合與香蕉、豆漿搭配，製成美味的日式蔬果昔。

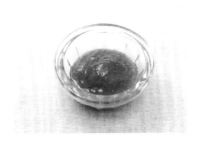

▶ 果醬

營養成分不輸新鮮水果

由水果和砂糖等原料提煉而成，非常適合用來增加甜味。常見的草莓醬或藍莓醬皆是不錯的選擇，但果醬的糖分偏高，建議酌量使用。

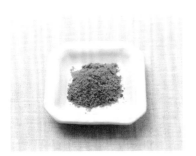

▶ 黑砂糖

含有天然的礦物質

甘蔗經濃縮提煉後即為黑砂糖，含有豐富的天然礦物質等營養素，其中，鈣質的含量最多，可補充一般蔬果較欠缺的鈣質。

● 7 種增加水分的食材 ●

▶ 牛奶

補充鈣質、紓緩情緒

牛奶富含鈣質，易於被人體吸收，是補充鈣質的主
要來源。此外，亦含有色胺酸，具有安定心神、助
眠等功效，可幫助神經傳導物質的合成。

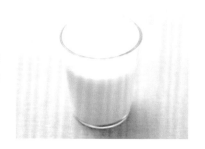

豆漿

含有大豆異黃酮，和女性荷爾蒙有相似的作用，可
有效改善荷爾蒙失調。此外，也富含具有整腸作用
的寡糖、鉀及鎂。

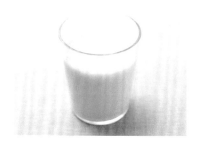

▶ 優格

有效健胃整腸

含乳酸菌，具有調節腸道的功效。此外，優格由牛
奶發酵而成，乳糖在過程中已分解，因此有乳糖不
適症的患者，也可安心飲用。

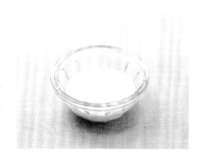

▶ 椰奶

降低壞膽固醇

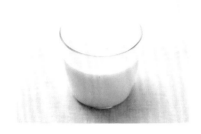

含有可增加好膽固醇的月桂酸。此外，椰奶可快速被人體吸收轉化為能量使用，不易形成體脂肪，因此，減肥者也可放心飲用。

▶ 豆腐

促進脂肪代謝

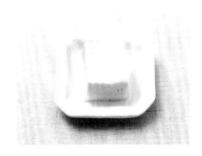

含蛋白質，可降低血液中的膽固醇。此外，亦含卵磷脂，可促進脂肪代謝，預防動脈硬化。

▶ 烘焙茶、昆布茶

幫助放鬆心情

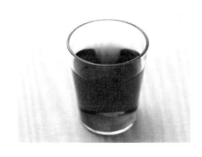

烘焙茶的香味能放鬆情緒；昆布含水溶性海藻酸和褐藻素，屬黏稠成分的一種，具有改善便祕和預防癌症等功效。

▶ 現榨蔬果汁

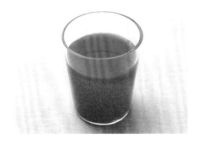

市售的現榨蔬果汁，以番茄、胡蘿蔔、水果為主，營養價值也各不相同。以蔬果汁代替水分的添加，可避免成品的味道太淡，影響口感。

● 7 種增加風味＆口感的食材 ●

▶ 檸檬汁

增加清新香氣

內含酸味成分檸檬酸，適合用來提味，有消除疲勞和促進食欲等功效，也具有防止蔬果氧化的作用。

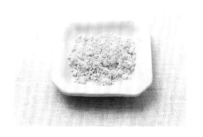

▶ 黃豆粉

增加口感及營養

只要在飲品中加入黃豆粉，可幫助攝取大豆異黃酮、維生素 B 群、非水溶性膳食纖維等成分，並讓蔬果飲產生多層次的口感變化。

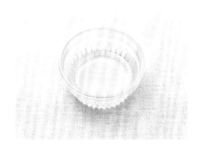

▶ 黑芝麻

增加營養 & 香氣

含有防止老化的維生素 E，及預防文明病的油酸、亞麻油酸等不飽和脂肪酸。此外，也有助腸胃消化與營養吸收。

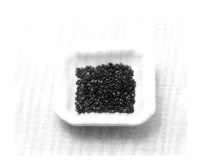

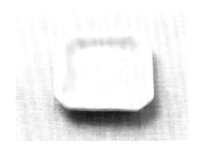

▶ 脫脂奶粉

鈣含量高、熱量低

事先去經過脫脂、乾燥處理，因此幾乎不含任何脂肪。其鈣質和蛋白質的含量與一般牛奶差不多，且熱量較低，因此，減肥者也可安心飲用。

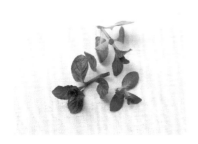

薄荷

含薄荷醇，具有消除壓力、健胃、鎮靜的功效。此外，也能刺激腸道消化、促進胃酸分泌。

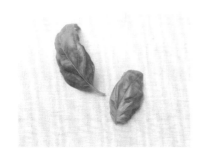

▶ 九層塔

改善食欲不振

九層塔含特殊香味，可提高注意力和放鬆情緒。此外，也能增進食欲和促進消化。胃口不佳時，可在餐前喝一杯含九層塔的蔬果飲，效果更好。

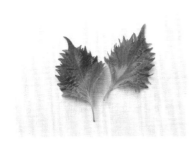

▶ 紫蘇

安定心神

含獨特的香味，能安定心神和刺激食欲，亦可預防食物腐敗。此外，富含維生素A、C、E、鐵質等營養素，可預防貧血和老化。

每天一杯好健康！蔬果飲的營養成分大解析

維生素

▶ 維生素 A
可保護皮膚或黏膜，滋潤肌膚，常保毛髮、指甲健康。此外，也具有抗氧作用，可防止體內細胞老化。
▶ 黃綠色蔬菜、鰻魚

▶ 維生素 E
可預防脂質氧化，防止老化或因不良飲食習慣所造成的疾病。另外，可促進微血管的血流，提升末梢的血液循環，改善手腳冰冷。
▶ 酪梨、堅果

▶ 維生素 K
可幫助血液凝固，一旦體內缺乏維生素 K，流血時將不易止血。只存於特定食物中，水果裡幾乎不含此種維生素。
▶

▶ 維生素 C
易溶於水、且容易在高溫中被破壞，因此適合生食或製成蔬果昔。此外，壓力大或抽煙也會消耗體內的維生素 C，平日應積極補充攝取。
▶ 柑橘類、黃綠色蔬菜

▶ 維生素 B 群
有助大腦和神經的能量代謝、穩定，消除疲勞。維生素 B 群的作用會相互影響，應平均攝取。
▶ 香蕉、肝、豆類

▶ 葉酸
維生素 B 群的一種，有助紅血球生成。缺乏葉酸者，容易感到暈眩或無力感，導致惡性貧血。懷孕中的婦女特別需要多攝取。
▶ 油菜花、豆類、草莓

礦物質

▶ 鉀
可調整體內的鹽分平衡，將多餘的鹽分排出體外，進而改善水腫和預防高血壓，維持身體的健康。
▶ 香芹、百合根

▶ 鈣
有助生成骨骼和牙齒，若血液中的鈣濃度下降，將影響神經系統，導致神經和情緒失控。容易暴躁易怒的人，多與「缺鈣」有關。
▶ 乳製品、芝麻、青菜

▶ 鐵
體內負責輸送氧氣與養分的血紅素，即是由鐵質所生成。缺乏鐵質者，體內的含氧量會降低，導致貧血等不適症狀。
▶

本篇將詳細介紹蔬果昔中所含的維生素和礦物質。在此提醒各位，營養素必須相互搭配，才能發揮最大的功效。因此，唯有先了解蔬果的成分，才能均衡攝取營養，維持健康與美麗。

其他營養成分

▶ 膳食纖維

分為水溶性與非水溶性兩種，由於無法在體內被完全消化，因此可帶來飽足感，預防過度進食；同時能改善便祕，維持腸道健康。
▶ 海藻類、根菜類、水果

▶ 醣類

維持生命運作的基礎成分，包括蔗糖、果糖、葡萄糖、山梨醇等，也是構成水果甘甜滋味的主要來源。
▶ 各種水果

▶ 有機酸

構成水果酸味的成分，包括蘋果酸、檸檬酸、酒石酸等，具有排除乳酸堆積，消除疲勞等功效。
▶

▶ 胺基酸

構成蛋白質的化合物，是維持身體機能正常運作的必須營養素。含甜味成分的麩胺酸，也是胺基酸的一種。
▶ 豆類、青花菜、大蒜

▶ 葉綠素

植物葉片中的綠色色素成分，具有抗氧化、降低膽固醇、預防貧血等功效。
▶ 葉菜類、青椒

▶ 食物酵素

可加速營養的吸收，是打造健康身體的重要成分。胃腸藥中多含白蘿蔔澱粉酶，即是食物酵素的一種。
▶ 生菜、各種水果

▶ 多酚

多存於蔬果中，亦含花青素和大豆異黃酮，具有抗氧化及預防文明病等功效。
▶ 蔬菜、各種水果

▶ 硫化合物

具有極佳的抗氧作用，能去除活性含氧物，同時也能解毒，是代謝毒物不可或缺的要素，如：二烯丙硫醚、異硫氰酸鹽。
▶ 蔥類、十字花科的蔬菜

▶ 類胡蘿蔔素

多為植物的紅、黃色素成分來源，具有抗氧和預防心血管疾病等功效，如番茄的茄紅素。建議平日可多食用，有益健康。
▶

采實出版集團

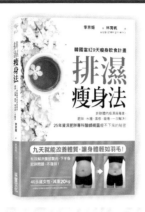

排濕瘦身法
습담을 없애야 살이 빠진다

9 天排除體內痰濕與毒素，肥胖、
浮腫、疲勞、慢性病一次解決！

李京姬◎著／林育帆◎譯

低醣・生酮
10分鐘甜點廚房

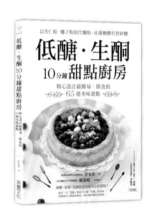

以杏仁粉、椰子粉取代麵粉，
赤藻糖醇代替精緻砂糖，
精心設計最簡易、
即食的 65 道美味甜點

彭安安◎食譜設計／賴美娟◎營養分析審訂

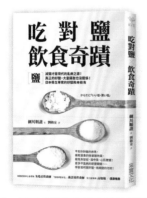

吃對鹽飲食奇蹟
からだに「いい塩・悪い塩」

減鹽才是現代的亂病之源！
真正的好鹽，大量攝取也沒關係！
日本養生專家的好鹽救命飲食。

主婦之友◎著／何姵儀◎譯

暢銷書強力推薦

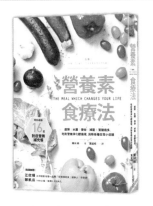

營養素食療法

「食事」を知っているだけで人生を大きく守れる

疲勞、水腫、便祕、掉髮、胃酸過多，
吃對營養淨化體循環，消除各種日常小症頭

細川 桃◎著／葉廷昭◎譯

護理師的無麵粉
低醣烘焙廚房

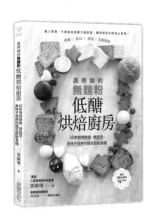

無麵粉、無麩質、無精緻糖，
低醣 × 低 GI × 生酮 × 根治。
40 款無精緻糖、無麩質，
美味不發胖的麵包甜點食譜

郭錦珊◎著／林孟瑜◎營養成分計算

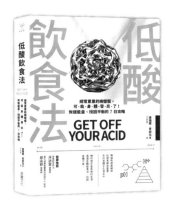

低酸飲食法

Get Off Your Acid：7 Steps in 7 Days to
Lose Weight, Fight Inflammation, and
Reclaim Your Health and Energy

經常累累的病懨懨，可能是身體發炎了！
恢復能量、找回平衡的 7 日攻略

達瑞爾・賈府拉（Dr. Daryl Gioffre）◎著／王念慈◎譯

HealthTree
健康樹　健康樹系列050

1 杯就有感！行動蔬果飲 101 道

現打現喝，排毒・美肌・瘦身，一杯搞定！

野菜・果物まるごと！健康スムージー101

作　　者	萬年曉子
譯　　者	葉廷昭・謝承翰
主　　編	陳永芬
責任編輯	周書宇
封面設計	張天薪
內文排版	許貴華
日本原書團隊	**攝影** 橫田裕美子（STUDIO BANBAN）/ **造型** 片野坂圭子 / **設計** 三上祥子（Vaa）/ **營養計算** M-cooking-studio / **校稿** 夢之本棚社 / **編輯** 株式會社 童夢

出版發行	采實出版集團
行銷企劃	陳佩宜・黃于庭・馮羿勳
業務發行	張世明・林踏欣・林坤蓉・王貞玉
國際版權	王俐雯・林冠妤
印務採購	曾玉霞
會計行政	王雅蕙・李韶婉
法律顧問	第一國際法律事務所　余淑杏律師
電子信箱	acme@acmebook.com.tw
采實官網	www.acmebook.com.tw
采實文化粉絲團	www.facebook.com/acmebook01

I S B N	978-986-5683-50-4
定　　價	299元
初版一刷	2015年7月
劃撥帳號	50148859
劃撥戶名	采實文化事業有限公司
	104 台北市中山區南京東路二段 95 號 9 樓
	電話：(02)2511-9798　傳真：(02)2571-3298

國家圖書館出版品預行編目(CIP)資料

1杯就有感！行動蔬果飲101道/ 萬年曉子作 ; 葉
廷昭, 謝承翰譯. -- 初版. -- 臺北市:采實文化, 民
104.07
面 ; 公分. -- (健康樹系列 ; 50)
譯自:野菜・果物まるごと!健康スムージー101
ISBN 978-986-5683-50-4(平裝)

1.食療 2.果菜汁

418.915　　　　　　　　　104005869

"YASAI・KUDAMONO MARUGOTO! KENKO SMOOTHIE 101" by Akiko Mannen
Copyright © 2014 Akiko Mannen
All rights reserved.
Original Japanese edition published by Ikeda Publishing Co., Ltd., Tokyo.

Complex Chinese edition copyright © 2015 by ACME Publishing Ltd.

This Complex Chinese language edition is published by arrangement with
Ikeda Shoten Co., Ltd., Tokyo in care of Tuttle-Mori Agency, Inc., Tokyo
through Future View Technology Ltd., Taipci.

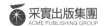